流动人口基本公共卫生服务实施效果评价

十年回顾研究

郭静 著

U0381753

化学工业出版社

·北京·

图书在版编目（CIP）数据

流动人口基本公共卫生服务实施效果评价：十年回
顾研究/郭静著. —北京：化学工业出版社，2021.11
ISBN 978-7-122-40013-0

Ⅰ.①流… Ⅱ.①郭… Ⅲ.①流动人口-公共卫生-
卫生服务-研究-中国 Ⅳ.①R199.2

中国版本图书馆 CIP 数据核字（2021）第 203395 号

责任编辑：邱飞婵 文字编辑：陈艳娇 陈小滔
责任校对：宋 玮 装帧设计：史利平

出版发行：化学工业出版社（北京市东城区青年湖南街 13 号 邮政编码 100011）
印 装：北京建宏印刷有限公司
710mm×1000mm 1/16 印张 13½ 字数 186 千字
2022 年 3 月北京第 1 版第 1 次印刷

购书咨询：010-64518888 售后服务：010-64518899
网 址：http://www.cip.com.cn
凡购买本书，如有缺损质量问题，本社销售中心负责调换。

定 价：88.00 元

前言

随着我国社会经济的快速发展和改革开放的不断深入，人口流动已成为普遍的社会现象，影响着不同处境下人口的基本生活。基本公共卫生服务作为人的基本需求，是保障人群卫生需求得到满足和健康发展的基本条件。流动人口具有流动性强、稳定性差的特征，在获取社会公共服务方面存在一定的弱势，也给基本公共卫生服务的全面实施带来了困难。提高流动人口基本公共卫生服务利用水平、改善其公共卫生状况、实现基本公共卫生服务的公平性和可及性，既是国家基本公共卫生服务目标达成和医药卫生体制改革稳步推进的重点，也是新时期落实预防为主工作方针、实施"健康中国"战略的重大举措，有利于促进我国卫生服务模式从"以疾病为中心"向"以健康为中心"的转变。

2009年，随着我国深化医药卫生体制改革，国家基本公共卫生服务项目作为新医改的重要内容在我国全面启动。国家在基本公共卫生服务推进工作中投入巨大，但是，流动人口基本公共卫生服务仍存在以下不足。首先，现有基本公共卫生服务对流动人口关注不足；其次，现有流动人口基本公共卫生服务较多地关注服务提供，而对项目实施效果的评价不足；最后，现有基本公共卫生服务实施效果评价多从服务提供方的角度展开，而少从服务接受方的角度进行评价。因此，无法全面地获取流动人口基本公共卫生服务实施效果相关信息。

本书在了解流动人口基本特征的基础上，分析流动人口基本公共卫生服务模式和流动人口基本公共卫生服务需求，并从近期结果和远期影响两个方面对流动人口基本公共卫生服务的实施效果进行评价。由此，本书基于供需双向的视角，了解流动人口基本公共卫生服务模式和流动人口基本公共卫生服务需求；基于人口流动双向视角，分析流动人口在流入地和流出地的基本公共卫生服务利用情况及影响因素，对项目实施的近期结果进行评价；基于服务接受方的视角，分析流动人口基本公共卫生服务项目知晓率、满意度和流动人口健康素养水平，对流动人口基本公共卫生服务项目实施的远期影响进行评价。

本书的安排如下。

第一章主要介绍研究背景与意义、研究内容与方法。

第二章主要介绍当前学者们对于基本公共卫生服务、流动人口基本公共卫生服务政策和利用评价开展的相关研究，并对其进行述评。

第三章主要描述我国当前流动人口的基本状况，包括基本人口学特征、流动特征、社会保障和医疗保险情况及健康状况。

第四章从政策的角度探究卫生服务机构为流动人口提供的基本公共卫生服务模式，并以北京市流动人口基本公共卫生服务需求分析为例，探究流动人口基本公共卫生服务需求。

第五、第六章基于人口流动双向视角，对流动人口基本公共卫生项目实施的近期结果进行评价。其中，第五章主要从流入地角度介绍流动人口基本公共卫生服务利用现状及影响因素，第六章则主要从流出地角度介绍流动人口基本公共卫生服务利用及影响因素。

第七章至第九章从服务接受方的角度，围绕基本公共卫生服务知晓率、满意度及流动人口健康素养三方面对流动人口基本公共卫生服务实施的远期影响进行评价。其中，第七章介绍了流动人口基本公共卫生服务的知晓情况和影响因素；第八章介绍了流动人口对基本公共卫生服务的期望、满意度及影响因素；第九章关注流动人口健康素养状况，对流动人口健康素养水平及影响因素进行了分析。

第十章基于前述研究结果，得出研究结论、提出相关政策建议。

本书为国家社科基金重大项目"高质量发展视域下中国人口均衡发展的理论建构与多维测度研究"（20&ZD173）阶段性成果。期望本书的出版，能使读者对流动人口基本公共卫生服务项目实施十年的成效有一定了解，也希望本书能有助于相关人员更深入开展相关研究。若对本书有意见或建议，或发现有不足之处，敬请广大读者指正。

特别感谢原国家卫生和计划生育委员会流动人口司对本书的数据支持，也对为本书编写提供帮助的杨洪玲、付淋淋、戴颖、朱琳、陈诗璐表示由衷的感谢。

目录

第一章

绪 论

第一节 | 研究背景与意义

一、研究背景

（一）流动人口规模庞大，公共卫生状况不容乐观

1. 流动人口规模增大，流动模式和人群特征发生变化

习近平总书记在党的十九大报告中明确提出，我国社会主要矛盾已经
转化为人民日益增长的美好生活需要和不平衡不充分的发展之间的矛盾。
立足于中国社会主要矛盾的变化，我国规模庞大的流动人口将是新时期改
善民生、全面建成小康社会的重点关注人群。流动人口，是指离开户籍所
在地的县、市或者市辖区，以工作、生活为目的异地居住的人员，是包括
寄居人口、暂住人口、旅客登记人口和在途人口在内的非常住人口❶。截
止到 2018 年底，我国流动人口规模达 2.41 亿，占总人口比重的
17.28%，相当于每 6 个人中就有 1 个人是流动人口。与此同时，随着社
会的发展，新生代的流动人口呈现出了和老一代流动人口不同的特征，主
要表现在规模、人群特征、流动模式等方面（段成荣等，2019）。《2018
流动人口发展报告》❷ 指出，就人口规模而言，我国流动人口规模在经历
长期快速增长后开始进入调整期，从 2015 年开始，全国流动人口规模从
此前的持续上升转为缓慢下降，但在今后较长一段时期，大规模的人口流
动仍将是我国人口发展及经济社会发展中的重要现象。在人群特征方面，

---

❶ 不同部门和不同调查对流动人口"时间"界定不一致，人口普查中关于流动人口的时间
界定为半年以上，流动人口动态监测中关于流动人口的时间界定为一个月及以上。

❷ 国家卫生健康委员会. 中国流动人口发展报告 2018 ［EB/OL］. http://
www.nhc.gov.cn/wjw/xwdt/201812/a32a43b225a740c4bff8f/2168b0e9688.shtml. 2018-12-22/
2019-5-12.

除了年轻男性，女性、儿童和老年人也加入了流动人口的行列，性别和年龄分布逐渐覆盖到全人群，平均年龄增加明显，流动老人从 2000 年的 503 万人增加至 2015 年的 1304 万人，年均增长 6.6%；流动儿童规模近年来有所下降，但全国儿童中流动儿童的占比基本保持不变。在流动模式上，东部地区流动人口比重有所下降，西部地区流动人口渐趋活跃，流向中心城市的比例下降，流向非中心城市的比例上升，在流入地定居意愿提升，家庭化流动趋势明显。新时期我国社会主要矛盾变化以及流动人口呈现的新特征都对公共卫生服务提出了新的要求。

2. 流动人口公共卫生状况不容乐观

由于流动人口显现出的新特征，原本附着在户籍制度上的公共卫生制度已不能满足广大流动人口的医疗卫生服务需求。流动人口在空间方面从流出地公共卫生服务体系中脱离出来，又在制度层面被隔离在流入地公共卫生服务体系之外。虽然国家正在破除流动人口在流入地获取公共卫生服务的被动区隔，将供给对象扩大到常住人口，但总体上流动人口公共卫生服务状况仍与本地居民存在显著差别，且短期流动人口这一最容易暴露在健康危险因素下的群体仍然无法获取到足够、有效的公共卫生服务，流动人口的公共卫生状况不容乐观。

流动人口由于其本身所具有的流动性和不稳定性，在公共卫生方面表现出居住环境和生活条件差、更容易暴露在危险因素下、社会保障缺失、健康意识薄弱等特点，使得流动人口面临着更严峻的公共卫生问题，如传染病更易流行且监测困难、孕产妇和儿童保健难以全面覆盖、更易发生职业安全和生活安全等方面的问题。且流动人口多是由于经济原因流入城市，没有足够的经济实力来保障基本的卫生保健和服务也导致其卫生问题突出。此外，现有的政策体系是建立在流动人口终会回乡的假设上的，体现出了"重就业、轻服务""重经济、轻保障"的特征，当大部分流动人口，特别是新生代的流动人口不再回到农村，而将长期居住在流入城市时，包括社保福利等很多相关的政策都需要重新考虑（段成荣等，2013）。

长期以来，流动人口的健康问题既得不到自身的重视，也得不到社会化的保障，公共卫生问题日益突出。

3. 改善流动人口公共卫生状况具有重要现实意义

国家"十三五"规划和"健康中国2030"规划纲要将健康放在了事关民生国策的位置。流动人口规模庞大，公共卫生状况不容乐观，在社会经济快速发展与改革开放不断推进、社会发展工业化和城市化的趋势下，改善流动人口公共卫生状况既是经济社会发展的客观需要，也是"健康中国"的应有之义。流动人口在为流入地注入发展活力的同时，由于户籍等的限制，无法与本地居民一同享受城市发展成果，这不仅是公平问题，也是切实的民生问题，更是关乎社会持续发展的问题。流动人口公共卫生状况的改善是国家基本公共卫生服务目标达成和医药卫生体制改革稳步推进的重点。流动人口作为卫生状况改善方面的弱势群体，只有切实解决其在公共卫生方面面临的问题，为其提供可及的基本公共卫生服务，才能提高全人群的健康水平、改善健康状况。

（二）基本公共卫生服务的实施及其均等化目标

1. 基本公共卫生服务的提出

在一系列国际会议和"2000年人人享有卫生保健""初级卫生保健"等倡议的推动下，我国卫生部门为解决我国面临的主要公共卫生问题，提高居民获得基本公共卫生服务的公平性和可及性，推动完善基层医疗卫生机构运行新机制，于2009年正式启动并实施基本公共卫生服务项目。该项目的实施既是促进基本公共卫生服务逐步均等化的重要内容，也是深化医药卫生体制改革的一项重要举措，更是党和政府的一项惠民工程。

国家基本公共卫生服务是政府针对目前城市和农村居民多发的一些健康问题，面向以儿童、老年人、孕产妇、慢性疾病患者等为重点对象的全体居民，免费提供的基本公共卫生服务。服务内容自2009年提出后逐渐丰富，由原来的9类调整到2011年的11项，并扩展为2019年的原基本公共卫生服务内容和新划入基本公共卫生服务内容两大类❶。其中，原基本公共卫生服务内容包括建立居民健康档案、健康教育、预防接种、儿童健康管理、孕产妇健康管理、老年人健康管理、高血压和 2 型糖尿病等慢性病患者的健康管理、严重精神障碍患者管理、肺结核患者健康管理、中医药健康管理、传染病和突发公共卫生事件报告和处理、卫生监督协管 12 项；新划入基本公共卫生服务内容主要包括地方病防治、职业病防治、重大疾病与健康危害因素监测、人禽流感和 SARS 防控、鼠疫防治、国家卫生应急队伍运维保障管理、农村妇女"两癌"检查、基本避孕服务、贫困地区儿童营养改善、贫困地区新生儿疾病筛查、增补叶酸预防神经管缺陷、国家免费孕前优生健康检查、地中海贫血防控、食品安全标准跟踪评价、健康素养促进、国家随机监督抽查、老年健康与医养结合服务管理、人口监测、卫生健康项目监督管理等❷。人均基本公共卫生服务经费标准也由 2009 年的 15 元逐步提升到 2020 年的 74 元。

2. 基本公共卫生服务均等化的提出

随着国家基本公共卫生服务项目的深入开展，其实施的均等化程度也逐步受到重视。基本公共卫生服务均等化并非指每个人均享受同样的无差别的公共卫生服务，而是指人人都有同等的健康权利和享受基本公共卫生服务的权利，且应享有同等的获取基本公共卫生服务的机会，服务效益基本相当。张冬苹等（2011）将基本公共服务均等化解读为：让全体社会成员享受水平大致相当的基本公共服务，从而保障社会每个成员的生存权和发展权，保障社会公平公正。

自 2009 年基本公共卫生服务提出以来，公共卫生服务均等化的概念

❶　基层卫生健康司. 关于做好 2019 年基本公共卫生服务项目工作的通知［EB/OL］. http：//www. nhc. gov. cn/jws/s7881/201909/83012210b4564f26a163408599072379. shtml. 2019-09-04/2019-12-22.

❷　基层卫生健康司.《关于做好 2019 年基本公共卫生服务项目工作的通知》的解读［EB/OL］. http：//www. nhc. gov. cn/jws/s7881/201909/83012210b4564f26a163408599072379. shtml. 2019-09-04/2019-12-22.

和工作目标便逐渐出现在各项政策文件中，其中，流动人口基本公共卫生服务的普及是均等化目标实现的重要衡量标准。2009 年卫生部关于印发 2009 年卫生工作要点的通知中便将流动人口作为了强化免疫规划工作的特殊服务人群❶，并在同年国务院颁布的《关于深化医药卫生体制改革的意见》中明确提出了"促进城乡居民逐步享有均等化的基本公共卫生服务"❷。此外，国家一系列重要规划，如"十二五"规划、"十三五"规划和"健康中国 2030"规划纲要，都将继续实施基本公共卫生服务、促进基本公共卫生服务均等化作为重点任务，并将提高流动人口公共卫生服务可及性、促进其享受均等化的公共卫生服务放在了重要位置。

（三）基本公共卫生服务项目实施效果评价

基本公共卫生服务项目实施效果评价是评估流动人口获取基本公共卫生服务均等化程度的重要途径。从服务结果上看，基本公共卫生服务项目实施 10 年来，在提升全人群健康素养和普及基本公共卫生服务方面成效显著，在预防接种、孕产妇健康管理、儿童健康管理方面的均等化服务也初显成效，但流动人口由于其流动特性，在供给和接受层面真正实现基本公共卫生服务均等化面临着重重阻碍。供给层面，由于户籍制度限制、管理机制不健全、服务投入不足、现有公共卫生经费转移制度缺陷、流入地和流出地的财政失衡等方面的阻碍，流动人口难以获取和本地人口均等的基本公共卫生服务。接受层面，流动人口具有健康素养低、健康意识薄弱、主动性差、"高医疗服务需要、低医疗服务利用"（徐嘉等，2014）等特征，因此流动人口基本公共卫生服务利用存在知晓率低、可及性水平低、利用率低、与本地居民存在差距等问题。

---

❶ 卫生部. 卫生部关于印发 2009 年卫生工作要点的通知. 卫办发 [2009] 15 号 [EB/OL]. http：//eng. sfda. gov. cn/WS01/CL0611/41419. html. 2009-01-24.

❷ 中共中央，国务院. 中共中央、国务院关于深化医药卫生体制改革的意见. 中发 [2009] 6 号 [EB/OL]. http：//www. gov. cn/test/2009-04/08/content_1280069. htm. 2009-03-17/2020-02-26.

　　从服务对象上看，现有基本公共卫生服务项目实施效果评价对于流动人口的关注是不足的，其多从服务提供方的角度展开，且多以服务机构中各个服务项目完成率以及服务项目现行的管理制度和运行情况为评价内容，少有从服务接受方的角度进行评价，无法全面地获取流动人口基本公共卫生服务项目实施效果相关信息。

　　因此，无论从流动人口接受基本公共卫生服务的角度看，还是从政策实施效果和服务供给的角度看，实现流动人口基本公共卫生服务均等化仍面临着许多挑战。

二、研究目的与意义

　　随着流动人口规模的不断增大，流动人口在流入地的基本公共卫生服务需求也逐步增加，流动人口基本公共卫生服务利用和效果评估也逐渐引起重视。流动人口出于经济发展需求进入流入地，为流入地城市建设和社会经济发展做出了巨大贡献，但却经常被排除在公共服务体系外，他们的基本公共卫生服务长期得不到重视、需求得不到满足、健康状况得不到改善，其社会医疗保障水平和基本公共卫生服务利用水平也与本地居民存在着很大差距。基本公共卫生服务的户籍制度区隔使其均等化目标面临较大的挑战。流动人口基本公共卫生服务项目实施效果评价对于实现我国基本公共卫生服务均等化，推进医疗卫生体制改革和实现"健康中国 2030"规划纲要目标至关重要，同时对改善流动人口健康状况、促进社会和谐发展具有极其重要的意义。

　　现有研究多从服务供给方的角度对某些主要的基本公共卫生服务内容效果做出评价，评价内容和结果不能全面反映出基本公共卫生服务在提升流动人口健康意识和健康水平上发挥的效果。本研究以流动人口基本公共卫生服务效果评价为主要议题，从流入地和流出地双向视角全面了解流动人口基本公共卫生服务实施的近期结果及其影响因素，并从知晓率、满意度和健康素养三方面对流动人口基本公共卫生服务项目实施的远期影响做

出评价。在全面掌握流动人口基本公共卫生服务项目实施效果的基础上,
了解流动人口基本公共卫生服务项目实施存在的问题和面对的困难,并有
针对性地提出相关政策建议。研究成果一方面丰富了流动人口基本公共卫
生服务相关研究视角,另一方面填补了流动人口基本公共卫生服务效果评
估的研究空白。

第二节 | 研究内容与方法

一、研究内容与框架

(一)研究内容

本研究在对流动人口基本状况、流动人口基本公共卫生服务模式和流
动人口基本公共卫生服务需求分析的基础上,从流入地和流出地两个角度
评价基本公共卫生服务在流动人口群体中实施的近期结果,从知晓率、满
意度和健康素养三方面评价基本公共卫生服务在流动人口群体中实施的远
期影响,力图发现流动人口在获取基本公共卫生服务方面存在的问题和面
对的困难,为进一步完善流动人口基本公共卫生服务并逐步实现均等化目
标提出政策性建议,为下一步制定流动人口基本公共卫生服务相关政策提
供参考依据。本书的研究内容可分为以下七部分:

1. 流动人口基本状况

由于流动人口是本研究的研究对象,因此首先对流动人口的基本特征
进行描述性分析。主要内容包括:流动人口的基本人口学特征、流动特
征、参加社会保障和医疗保险情况以及健康状况。其中,流动人口的基本
人口学特征包括性别、年龄、受教育程度、户口性质、婚姻状况等方面的
信息;流动特征包括流动范围、流动时间、流动次数、流动原因等方面的

信息；参加社会保障和医疗保险情况主要包括参保地、参保率、参保种类等方面的信息；健康状况主要包括流动人口的自评健康状况和慢性病患病状况。

2. 流动人口基本公共卫生服务模式

经过长期实践，我国在北京、上海和成都等吸纳流动人口较多的城市形成了符合区情的流动人口基本公共卫生服务模式，因此此部分主要对北京、上海、成都等各地流动人口基本公共卫生服务模式进行总结和梳理，分析当前各地流动人口基本公共卫生服务模式的优势，并借鉴经验；总结流动人口基本公共卫生服务模式存在的问题，并提出改进的方向；同时，了解流动人口基本公共卫生服务需求状况及其在服务利用过程中遇到的困难。

3. 流动人口流入地基本公共卫生服务利用现状及影响因素分析

此部分从流入地的角度对流动人口基本公共卫生服务利用现状和影响因素进行分析，主要内容包括流动人口基本公共卫生服务利用现状，即健康档案、健康教育、子女疫苗接种、产前检查和产后访视、优生检查、计划生育服务6个方面服务项目的利用现状，以及对流动人口基本公共卫生服务利用影响因素的分析。

4. 流动人口流出地基本公共卫生服务利用现状及影响因素分析

此部分从流出地的角度分析流动人口基本公共卫生服务利用现状及其影响因素，主要内容包括流出地基本公共卫生服务供给能力分析、流动人口流出地基本公共卫生服务利用及影响因素分析。其中，流出地基本公共卫生服务利用现状分析主要从健康档案、健康教育、健康体检、慢性病筛查监测、预防接种、0～6岁儿童健康管理、孕产妇健康管理等方面的覆盖状况和实施效果进行分析。

5. 流动人口基本公共卫生服务知晓率

流动人口基本公共卫生服务的利用首先在于知晓，因此知晓率是评估流动人口基本公共卫生服务利用的先导因素，此部分的主要内容为：首先对流动人口基本公共卫生服务知晓情况进行描述性分析；其次将不同特征流动人口的基本公共卫生服务知晓情况进行比较；最后分析影响流动人口基本公共卫生服务知晓情况的因素。

6. 流动人口基本公共卫生服务满意度

流动人口基本公共卫生服务评价不仅需要关注服务提供方的绩效完成情况，更要从服务接受方的角度展开满意度研究。因此，此部分的主要内容为：首先基于顾客满意度指数模型构建流动人口基本公共卫生服务满意度评价指标体系；其次对流动人口基本公共卫生服务总体满意度、各个满意度因子进行评价；再次将不同特征流动人口的基本公共卫生服务满意度进行比较，分析不同特征流动人口群体间的差异；最后对流动人口基本公共卫生服务满意度影响因素进行分析，并结合直接、间接效应对流动人口基本公共卫生服务满意度的影响机制进行分析。

7. 流动人口健康素养评价

由于基本公共卫生服务项目对于流动人口最直接的影响主要表现在其健康素养的改善，因此本研究将流动人口的健康素养状况作为评价流动人口基本公共卫生服务项目实施效果的主要指标之一。此部分研究的主要内容为：首先从总体健康素养水平、三方面和六大类健康素养水平多维视角出发，对流动人口健康素养水平进行描述性分析；其次对不同特征流动人口的三方面健康素养水平进行比较；最后对流动人口健康素养的影响因素进行分析，并提出针对性的建议。

（二）研究框架

本研究在阐述研究背景、研究意义、研究内容的基础上，首先，从供需双向视角，了解卫生服务机构提供的基本公共卫生服务模式，以及流动人口基本公共卫生服务需求。其次，基于人口流动双向视角，通过流动人口在流入地和流出地的基本公共卫生服务利用情况及影响因素，反映项目实施的近期结果。再次，基于服务接受方的视角，对流动人口基本公共卫生服务项目实施的远期影响进行评价，主要包括：通过流动人口基本公共卫生服务知晓率对项目实施的推广效果进行评价；通过流动人口基本公共卫生服务满意度对项目实施的利用效果进行评价；通过流动人口健康素养水平对项目实施的落实效果进行评价。最后，依据评价结果，得出主要结论，并提出针对性的政策建议。具体研究框架见图 1-1。

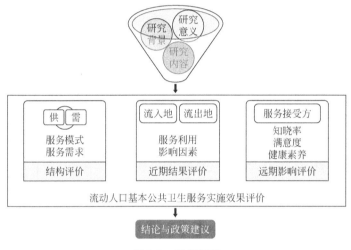

图 1-1　研究框架

二、数据来源

本研究主要使用了"2016 年全国流动人口卫生计生动态监测调查""2015 年全国流动人口卫生计生动态监测调查""2015 年流动人口健康及卫生服务利用调查""2014 年流动人口卫生计生服务流出地监测调查""2011 年全国流动人口卫生计生动态监测调查"五项调查研究的数据。

（一）2016年全国流动人口卫生计生动态监测调查

1. 抽样方法

该调查以 31 个省（区、市）和新疆生产建设兵团 2015 年全员流动人口年报数据为基本抽样框，采取分层、多阶段、与规模成比例的 PPS 方法进行抽样。调查对象为在流入地居住一个月及以上，非本区（县、市）户口的 15 周岁及以上流入人口。调查的总样本量约为 169000 人。同时抽取 5% 的样本，开展流动人口健康素养专题调查。健康素养调查对象为 15～69 周岁的流入人口，最终有效样本为 8554 人。

2. 研究内容

在本研究中用到的调查内容包括以下几个方面：调查对象的基本人口学信息、流动特征、就业特征、基本公共卫生服务利用、计划生育服务利用和管理、健康素养等方面。具体研究内容如下。

（1）基本人口学信息：调查对象的性别、年龄、受教育程度、户口性质、婚姻状况等。

（2）流动特征：流动次数、流动范围、流动时间、流动原因等。

（3）就业特征：工作时间、主要职业和就业单位性质、就业身份、收入情况等。

（4）基本公共卫生服务利用：健康档案、健康教育、孕产妇健康管理、产前检查、产后访视等服务项目利用情况、目前参加何种社会保障和医疗保险等。

（5）计划生育服务利用和管理：避孕方法以及避孕工具的获得及使用等。

（6）健康素养：健康素养主要包括基本知识和理念、健康生活方式与行为、基本技能三个方面，具体有科学健康观、传染病预防、慢性病预防、安全与急救、基本医疗、信息素养六大类。此外，还调查了自评健康和慢性病患病情况。

（二）2015年全国流动人口卫生计生动态监测调查

1. 抽样方法

该调查以 31 个省（区、市）和新疆生产建设兵团 2014 年全员流动人口年报数据为基本抽样框，采取分层、多阶段、与规模成比例的 PPS 方法进行抽样。调查对象为在流入地居住一个月及以上，非本区（县、市）户口的 15 周岁及以上的流入人口。为了解流动老人健康状况、医疗卫生服务利用情况，该调查在北京、上海、大连、无锡、杭州、合肥、广州、贵阳 8 个城市开展流动老人专题调查。流动老人样本包括两部分，一是全国流动人口卫生计生动态监测调查抽中的流动人口家庭中全部 60 岁及以上的流动人口；二是北京、上海、大连、无锡、杭州、合肥、广州、贵阳 8 个城市抽中的家庭中全部 60 岁及以上的流动人口。最终有效流动老人样本为 12153 人。

2. 研究内容

在本研究中用到的调查内容为"流动老人专题调查"，主要包括流动老人的流动特征和基本健康情况。

（1）流动特征：流动原因等。

（2）基本健康情况：自评健康、患有糖尿病/高血压情况、患需住院疾病情况。

（三）2015年流动人口健康及卫生服务利用调查

1. 抽样方法

该调查在北京、上海、深圳三个典型的流动人口聚集城市开展，采用简单随机抽样方法，先在每个城市随机选取 2 个区，其次在每个区随机选取 5 个街道，最后在每个街道选取在本地居住一个月及以上，非本区（县、市）户口的 15 周岁及以上流动人口 100 名进行问卷调查，最终获取有效样本量为 2504 人。

2. 研究内容

在本研究中用到的调查内容包括以下几个方面：调查对象的基本人口学信息、流动特征、基本公共卫生服务利用及满意度信息。具体研究内容如下。

（1）基本人口学信息：调查对象的性别、年龄、受教育程度、婚姻状况、工作时间等。

（2）流动特征：流动范围、流动时间及流动城市数量。

（3）基本公共卫生服务利用及满意度：①基本公共卫生服务的知晓情况，包括是否知晓基本公共卫生服务以及是否了解基本公共卫生服务的内容。②对基本公共卫生服务的期望，包括服务能满足需要的整体期望值、服务可靠性期望值、满足个性化需求的期望值。③服务过程评价，包括服务人员素质、服务人员的解释和交流情况、服务人员服务形象等评价以及卫生服务机构接受投诉和建议的通畅程度、卫生服务机构对建议的反馈、对服务的总体感知程度等。④满意度，包括对卫生服务的整体满意程度、获得的服务与预期的服务相比的满意程度、获得的服务与理想的服务相比的满意程度。

（四）2014 年流动人口卫生计生服务流出地监测调查

1. 抽样方法

该调查选取安徽、四川、河南、湖南、江西、贵州六个人口流出大省，在每个省内选取流出人口规模排名前 12 位的县（市、区），按照国内生产总值排序后分为三组，结合所处地形情况等指标，在每组中选取一个县（市、区）作为调查样本县；在每个县内根据距离县城远近程度选择 3 个村作为调查样本点。该调查对样本点的所有户籍家庭户、户内符合条件的返乡流动人口及所在村委会负责人开展调查。其中，符合条件的返乡流动人口是指在调查时点为 15～59 周岁（1955 年 2 月至 1998 年 1 月出生）且 2012 年以来有返乡史的外出人员。最终回收有效个人问卷 5812 份和村问卷 54 份。

2. 研究内容

本研究用到的调查内容包括以下几个方面：调查对象的基本人口学信息、流动人口基本公共卫生和计划生育服务利用以及管理情况、返乡流动人口健康与参保情况以及流出地医疗卫生状况等方面。具体的研究内容如下。

（1）基本人口学信息：调查对象的性别、年龄、就业情况、婚姻状况、受教育程度、户籍等。

（2）流动人口基本公共卫生和计划生育服务利用以及管理情况：①个人及子女对基本公共卫生服务利用情况，包括是否建立健康档案、健康教育、健康体检、慢性病管理、儿童建立《儿童预防接种证》、儿童接种疫苗、建立 0～6 岁儿童保健手册、0～6 岁儿童健康体检等服务项目以及接受的地点和没接受的原因。②1965 年 2 月～1998 年 1 月出生的已婚有偶育龄妇女计划生育服务接受情况，包括是否接受建立孕产妇保健手册、产前检查、产后访视、孕前优生健康检查等服务以及对计划生育服务管理的满意程度。

（3）返乡流动人口健康与参保情况：①健康情况，包括是否患有慢性病等。②各类保险的参保情况，包括是否有社会保险等。

（4）流出地医疗卫生状况：①基本卫生条件，包括流出地的饮用水源类型、燃料类型、厕所类型、垃圾是否集中清理等。②基础医疗条件，包括村卫生室数量、卫生室乡村医生数量、私人诊所数量、村委会距离乡镇卫生院距离等。

（五）2011 年全国流动人口卫生计生动态监测调查

1. 抽样方法

该调查以 31 个省（区、市）和新疆生产建设兵团为基本抽样框，采取分层、多阶段、与规模成比例的 PPS 方法进行抽样。调查对象为在流入地居住一个月及以上，非本区（县、市）户口的 15 周岁及以上流入人口。调查最终有效样本为 128000 人。

2. 研究内容

在本研究中用到的调查内容包括以下几个方面：调查对象的基本人口学信息、流动特征、社会保障情况等。具体研究内容如下。

（1）基本人口学信息：调查对象的性别、年龄、受教育程度、户口性质、婚姻状况等。

（2）流动特征：调查对象流动范围、流动时间及就业单位性质等。

（3）社会保障情况：调查对象参加医疗保险、养老保险、工伤保险、失业保险、生育保险情况等。

三、研究方法

（一）理论模型

1. 安德森卫生服务利用模型

安德森卫生服务利用模型（Andersen behavioral model of health services utilization）是一种较为成熟的可及性分析理论模型，最早由美国学者罗纳德·安德森于 1968 年提出（Babitsch B et al，2012），而在随后的 50 多年里，这一模型不断发展，被广泛应用于医疗卫生服务利用相关研究中，尤其是美国少数族裔、移民、低收入者、妇女和儿童、残疾或失能人群和艾滋病患者及 HIV 阳性人群等弱势群体的医疗卫生服务利用研究（Andersen R M，1995；Andersen R M et al，1978；Aday L A et al，1974）。

模型主要由相互作用和影响的四部分组成（见图 1-2），包括情景特征、个人特征、医疗行为和医疗结果，共包含 3 个指标层级，不同层级的指标间存在不同的路径关系，包括单向路径关系、双向路径关系、中介关系以及并列关系四种类型。从一级指标层次及指标间关系看，包含"情景

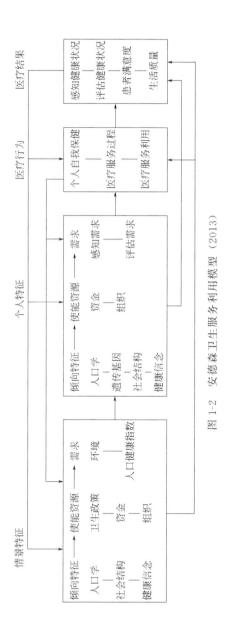

图 1-2 安德森卫生服务利用模型（2013）

特征""个人特征""医疗行为"和"医疗结果"4 个一级指标，指标间存
在双向路径关系，是一个非递归结构方程模型。从横断面研究的视角看，
"个人特征"和"情景特征"作为影响"医疗行为"和"医疗结果"的前
置因素，既可以通过影响"医疗行为"间接影响"医疗结果"，亦可以直
接影响"医疗结果"；从纵向研究的视角看，"医疗结果"会以反馈回路的
方式直接或间接地影响"医疗行为""个人特征"以及"情景特征"。从二
级指标层次及指标间关系看，"情景特征""个人特征""医疗行为"和
"医疗结果"四个维度下均包含二级指标（共 13 个），同一维度的二级指
标间关系有所不同，既存在并列关系，又存在单向路径关系。其中，"医
疗行为"维度下的 3 个二级指标"个人自我保健、医疗服务过程、医疗服
务利用"以及"医疗结果"维度下的 4 个二级指标"感知健康状况、评估
健康状况、患者满意度、生活质量"，分别反映了"医疗行为"的不同表
现方式以及"医疗结果"的多维评价，故同一维度的二级指标之间为并列
关系。"个人特征"维度和"情景特征"维度下均包含"倾向特征""使能
资源""需求"3 个二级指标，虽然具体含义不同，但指标间的路径关系
相同，均为单向路径关系，即"倾向特征影响使能资源，进而影响需求"。
此外，二级指标间的关系不仅局限于同一维度下，安德森拓展性地提出
"个人特征"维度下的"倾向特征""使能资源""需求"与"医疗行为"
维度下的"医疗服务利用"间亦存在中介关系。从三级指标层次及指标间
关系看，每个二级指标下的三级指标间均相互独立，为并列关系（卢珊
等，2018）。

本研究基于安德森卫生服务利用模型研究流动人口基本公共卫生服务
利用影响因素。

2. 顾客满意度指数模型

顾客满意度属于经济心理学范畴，可通过建立模型对其进行测量。顾
客满意度指数模型将满意度与相关变量联系起来，并对不同层级的满意度
评价变量进行综合的指数测评。它包含六个主要的满意度相关因子，六个

因子可以分为三个部分，一是顾客期望、感知质量与感知价值，他们是影响满意度的主要因子，也被称为前导因子；二是顾客满意度因子，这一因子对于前导因子而言被称为结果因子；三是顾客抱怨与顾客忠诚，对于满意度因子而言，顾客抱怨与顾客忠诚又是结果因子。顾客满意度的测量一般采用里克特量表，该表可以对顾客满意度指数进行量化，各个问题分别对应 5 级态度"很不满意、不满意、一般、满意、很满意"，分别代表 1～5 分，被访者根据自己的判断为各个题目进行打分。

顾客满意度指数模型应用广泛，遍及工业、教育、卫生等多个领域，目前使用最广泛的模型主要有两种：瑞典顾客满意度指数模型（Sweden customer satisfaction barometer，SCSB），以及以此为基础构建的美国顾客满意度指数模型（American customer satisfaction index，ACSI）。除此之外，全球范围内还有多种各国自己构建的满意度模型，如欧洲顾客满意度指数模型（European customer satisfaction index，ECSI）。

本研究基于顾客满意度指数模型探讨流动人口基本公共卫生服务满意度影响因素。

（二）技术模型

1. 多层 logistic 回归模型

多层 logistic 回归模型是固定效应 logistic 回归模型的扩展，属于多层统计分析模型的一种。多层统计分析模型被广泛应用于各类科学研究之中，而在公共卫生领域，个体的健康相关行为与因变量是个体特征和环境因素共同作用的结果（Wang J et al，1998；Duncan C et al，1996）。也就是说，存在微观层次的自变量（个体自变量）和宏观层次的自变量（场景自变量），相应的数据存在分级结构，常规单一水平的分析方法不适合这样的多层数据的分析（王济川等，2008）。而上文已经明确，卫生服务利用研究涉及环境因素和群体特征，故基于数据资料特征而采用这一模型进行分析。

多层统计分析模型不仅可以同时探讨微观与宏观水平的变量对结局的

效应、跨水平交互作用的性质和程度，还能妥善地处理数据中的组内同质或组间异质问题，从而保证了用模型估计参数进行统计推论的准确性。

2. 结构方程模型

结构方程模型（structural equation model，SEM）不仅能处理观测变量与因子间的测量关系，还可以在此基础上分析因子间的相关性，它包含了回归分析、因子分析以及路径分析等多种分析方法。满意度作为一个抽象概念，需要通过其他变量进行测量。结构方程模型的测量模型可以实现对满意度的测量，其结构模型可以对各变量之间的关系进行分析（王济川等，2011；王孟成，2014）。

结构方程模型由两部分组成：测量模型和结构模型。其中测量模型主要处理观测变量与潜变量之间的关系，是结构方程模型的重要组成部分；结构模型主要处理潜变量之间的关系。潜变量又称潜在变量，是指不能被直接测量的变量，如常见的满意度、心理动机、经济地位等概念，在路径图中通常用圆或椭圆表示；观测变量又称显变量，是指测量潜变量的指标或观测，是可以直接测量的变量，在路径图中通常用正方形或长方形表示。根据变量的影响方式可以分为内生变量和外生变量，外生变量是指对其他变量有所影响的变量，内生变量是指被其他变量影响的变量。结构方程模型关系见图 1-3，其中，X_1、X_2、X_3 是外生潜变量 ξ 的测量变量，Y_1、Y_2、Y_3 是内生潜变量 η 的测量变量。

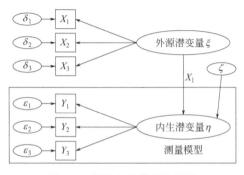

图 1-3　结构方程模型关系图

运用单一指标来进行模型评价的作用有限，应当综合多个近似拟合检验指标，并结合实际进行模型的评价，确定研究的最终模型。结构方程模型常用的近似拟合检验指标主要包括比较拟合指数、Tucker Lewis 指数、标化残差均方根、近似误差均方根，各指标判断标准见表 1-1。

表 1-1   结构方程模型近似拟合检验指标及判断标准

指标	判断标准
比较拟合指数 （comparative fit index，CFI）	该指数越大越好，<0.90 时表示模型拟合差；处于 0.90～1.0 时表示模型可以接受
Tucker Lewis 指数 （Tucker Lewis index，TLI）	该指数越大越好，<0.90 时表示模型拟合差；处于 0.90～1.0 时表示模型可以接受
标化残差均方根 （standardized root mean-square residua，SRMR）	该指数越小越好，<0.08 时表示模型拟合较好；处于 0.08～0.10 表示模型可以接受
近似误差均方根 （root mean square error of approximation，RMSEA）	该指数越小越好，<0.05 表示拟合较好；0.05～0.08 表示拟合合理；0.08～0.10 表示拟合不好；>0.10 则表示拟合很差

修正指数（modification indices，MI）是模型修正常用指标，它是指通过将固定参数改为自由参数（参数自由化）可能减少的卡方值的量。通常 MI>10 时，模型的修正才有意义。MI 指数越高，能够提升的拟合度也就越高，当有多个较高的 MI 指数存在时应当先修正最高的参数。

第二章

文献综述

本部分从四方面对基本公共卫生服务相关政策及研究进行概述。首先对基本公共卫生服务相关概念进行界定，包括公共卫生服务和基本公共卫生服务；其次对流动人口基本公共卫生服务相关政策进行梳理，分析政策演变过程和现有政策实施过程中存在的问题；再次主要从流动人口基本公共卫生服务利用现状、影响因素和实施效果三方面对流动人口基本公共卫生服务相关研究进行分析；最后对相关政策资料和学者们的研究进行述评，指出基本公共卫生服务取得的成绩、当前研究的不足和展望。

一、基本公共卫生服务概念界定

1. 公共卫生服务

公共卫生服务是由政府出资、各级卫生部门及医疗服务机构提供，能够通过评价政策发展和保障措施来预防疾病、保障人民身心健康、延长寿命的一门科学和艺术。公共卫生服务作为公共产品，成本低、效果好、具有社会效益，但回报周期长。

公共卫生服务体系由专业公共卫生服务网络和医疗服务体系中的公共卫生服务体系功能部分组成，专业公共卫生服务网络包括疾病预防和控制、健康教育、妇幼保健、精神卫生、应急救治、采供血、卫生监督和计划生育等。以基层卫生服务网络为基础的医疗服务体系为群众提供日常性公共卫生服务。

2. 基本公共卫生服务

国家基本公共卫生服务是政府针对目前城市和农村居民多发的一些健康问题，面向以儿童、老年人、孕产妇、慢性疾病患者等为重点对象的全体居民，免费提供的基本公共卫生服务。服务内容自 2009 年提出后逐渐丰富，由原来的 9 类调整到 2011 年的 11 项，并扩展为 2019 年的原基本公共卫生服务内容和新划入基本公共卫生服务内容两大类。国家基本公共卫生服务是我国建国以来覆盖范围最大、服务人群最广、投入经费最高的国家公共卫生干预项目。

基本公共卫生服务的提出与发展经历了一系列重要的国际会议历程。首先是在1977年的世界卫生大会，提出了"2000年人人享有卫生保健"的目标，目的在于促进全球卫生服务公平；其次，1978年世界卫生组织（WHO）与联合国儿童基金会通过了《阿拉木图宣言》，并倡导"初级卫生保健"实施策略，该策略被认为是各国政府实施基本公共卫生服务的指南（刘辉，2016）；此后，世界卫生组织又进一步确定了基本公共卫生服务的对象及目标，为基本公共卫生服务的确立奠定基础。基本内容为通过一系列健康措施，如健康教育、疾病防治等实现卫生服务的全民可及（梁万年等，2007）。1993年，世界银行发布的《世界发展报告》首次提出"基本公共卫生服务及临床服务包"（Musgrove P，1993），确立了基本公共卫生服务的实施手段、覆盖人群、具体内容及服务目的。服务手段即通过依据本区域的居民卫生及健康水平、财政支出标准、经济能力等多方面因素界定相应的基本公共卫生服务内容；服务对象为本国家或地区内所有居民；具体内容有疫苗接种、学校卫生服务等；最终目的是要促进基本公共卫生服务的均等化，减小卫生服务成本，提高居民健康水平。1997年，世界卫生组织通过在不同国家调研，扩充并确定了基本公共卫生服务体系，包括健康促进、健康状况监测、疾病预防监测与控制（传染性与非传染性）、公共卫生立法和管理、职业卫生、环境保护、个人卫生服务（弱势人群与高危人群）、特定公共卫生服务（罗乐宣等，2008）。在此期间，泛美卫生组织对基本公共卫生服务功能框架又增加了健康社会参与、公共卫生人力资源开发与培训等多项内容（汤胜蓝等，2008）。

我国实施国家基本公共卫生服务项目是深化医药卫生体制改革的五大内容之一，是新时期落实"预防为主"工作方针、实施"健康中国"战略的重大举措，利于促进我国卫生服务模式从"以疾病为中心"向"以健康为中心"转变。

二、流动人口基本公共卫生服务政策分析

（一）流动人口基本公共卫生服务政策演变过程

2009 年卫生部首次提出国家基本公共卫生服务，将流动人口作为规划工作的特殊人群之一，同年，国务院明确提出"促进城乡居民逐步享有均等化的基本公共卫生服务"，并将其作为 2009 年至 2011 年五项重点改革任务之一。随后，基本公共卫生服务政策不断完善，逐步细化主要内容框架，包括制定与完善主要任务、设立评价目标、建立保障措施、丰富评估体系与标准、完善财政支付方式、增加基本公共卫生服务项目数量、提高人均基本公共卫生服务经费补助标准、确立绩效考核办法等。2012 年突出强调关注流动人口基本公共卫生服务的可及性，在国务院及卫生部门出台的政策中流动人口的提及次数逐渐增多，流动人口作为基本公共卫生服务项目关注的重点人群，相关政策不断演变、细化，便民性、福利性和全面性不断增强。

1. 政策性文件

流动人口基本公共卫生服务相关政策性文件汇总见表 2-1。

表 2-1 流动人口基本公共卫生服务相关政策性文件汇总

文件名称	效力级别	重点内容
卫生部关于印发 2009 年卫生工作要点的通知.卫办发 [2009] 15 号.	部门规范性文件	首次提出国家基本公共卫生服务，将流动人口作为强化免疫规划工作的特殊人群之一
中共中央、国务院关于深化医药卫生体制改革的意见.中发 [2009] 6 号.	国务院规范性文件	明确提出"促进城乡居民逐步享有均等化的基本公共卫生服务"，并将其作为 2009～2011 年五项重点改革任务之一
国务院关于印发医药卫生体制改革近期重点实施方案（2009～2011 年）的通知.国发 [2009] 12 号.	国务院规范性文件	阐述了促进基本公共卫生服务均等化的详细内容

续表

文件名称	效力级别	重点内容
卫生部、财政部、国家人口和计划生育委员会关于促进基本公共卫生服务逐步均等化的意见.卫妇社发〔2009〕70号.	部门规范性文件	对基本公共卫生服务均等化的工作目标、主要任务、保障措施、加强组织领导等进行细化
卫生部关于印发《国家基本公共卫生服务规范（2009年版）》的通知.卫妇社发〔2009〕98号.	部门规范性文件（已被修订）	系统描述服务对象、内容、流程、要求、考核指标等。在预防接种服务部分，针对流动人口提出便利措施
卫生部关于印发《国家基本公共卫生服务规范（2011年版）》的通知.	部门规范性文件	对2009年版本的修改和完善。在健康教育服务方面，着重提了将农民工作为服务对象
国务院关于印发"十二五"期间深化医药卫生体制改革规划暨实施方案的通知.国发〔2012〕11号.	国务院规范性文件	基本公共卫生服务均等化被定位为"统筹推进相关领域改革"内容之一。首次突出强调提高流动人口公共卫生服务可及性
国务院办公厅关于印发深化医药卫生体制改革2012年主要工作安排的通知.国办发〔2012〕20号.	国务院规范性文件	提出基本公共卫生服务均等化的年度发展指标，要求提高流动人口公共卫生服务可及性
国务院关于印发国家基本公共服务体系"十二五"规划的通知.国发〔2012〕29号.	国务院规范性文件	"十二五"乃至更长时期构建国家基本公共服务体系的综合性、基础性和指导性文件，在基本医疗卫生等多个章节强调流动人口重要性
国务院关于印发卫生事业发展"十二五"规划的通知.国发〔2012〕57号.	国务院规范性文件	在"加强公共卫生服务工作"中，流动人口平等享受公共卫生服务的问题被更加清晰、明确地提出。卫生资源配置中也更能体现流动人口因素
卫生计生委关于做好2013年国家基本公共卫生服务项目工作的通知.卫计生发〔2013〕26号.	部门规范性文件	提高人均基本公共卫生服务经费补助标准，增加服务项目。提出"加大流动人口预防接种力度"
国务院办公厅关于印发深化医药卫生体制改革2013年主要工作安排的通知.国办发〔2013〕80号.	国务院规范性文件	提出"研究流动人口享受基本公共卫生服务相关政策"

文件名称	效力级别	重点内容
关于做好流动人口基本公共卫生计生服务指导意见.国卫流管发〔2014〕82号.	部门规范性意见	提出多部门协调推进流动人口基本卫生计生服务均等化;将推进流动人口基本公共卫生计生服务均等化工作纳入地方经济社会发展总体规划和党委政府的重要议事日程;中央财政按照常住人口数量拨付基本公共卫生服务经费
关于印发公共卫生服务补助资金管理暂行办法.财社〔2015〕255号.	部门规范性意见	进一步明确了项目资金的分配,即基本公共卫生服务项目补助资金根据各地实施基本公共卫生服务常住人口数量、国家规定的人均经费标准等,统筹考虑区域财力状况和绩效评价情况确定
全国人民代表大会发布的《中华人民共和国国民经济和社会发展第十三个五年规划纲要》.	国务院规范性文件	提出从创新公共服务提供方式的角度推进健康中国建设,确立了基本公共卫生服务的国家战略地位
国务院关于印发《"健康中国2030"规划纲要》.	国务院规范性文件	提出适时调整项目经费标准,不断丰富和拓展服务内容,提高服务质量,使城乡居民享有均等化的基本公共卫生服务,做好流动人口基本公共卫生计生服务均等化工作
关于印发流动人口健康教育和促进行动计划(2016~2020年)的通知.国卫办流管发〔2016〕25号.	部门规范性文件	提出重点保障农民工和流动妇女儿童的健康权益,提升流动人口健康素养和健康水平,促进流动人口及其家庭全面发展
国务院关于印发"十三五"卫生与健康规划的通知.国发〔2016〕77号.	国务院规范性文件	"十三五"乃至更长时期构建国家基本公共服务体系的综合性、基础性和指导性文件,强调人人享有基本医疗卫生服务
国务院关于印发《"十三五"推进基本公共服务均等化规划》的通知.国发〔2017〕9号.	国务院规范性文件	进一步界定了项目的服务对象和标准
国家卫生计生委关于印发"十三五"全国流动人口卫生计生服务管理规划的通知.国卫流管发〔2017〕9号.	部门规范性文件	强调全面落实基本公共卫生和计划生育服务。按照常住人口(或服务人口)配置服务资源,将流动人口纳入流入地社区卫生计生服务范围

续表

文件名称	效力级别	重点内容
关于印发《国家基本公共卫生服务规范（第三版）》国卫基层发〔2017〕13号.	部门规范性文件	规范明确了12大类46项基本公共卫生服务项目，详细规定了每个项目的服务对象、内容、流程、要求、工作指标等
关于印发流动人口基本公共卫生计生服务均等化工作评估方案的通知.国卫办流管发〔2017〕21号.	部门规范性文件	明确流动人口基本公共卫生计生服务的评估对象、内容和评估方式
国务院办公厅关于印发深化医药卫生体制改革2018年下半年重点工作任务的通知.	国务院规范性文件	人均基本公共卫生服务经费补助标准提高至55元，新增经费主要用于基本公共卫生服务项目的提质扩面。优化国家基本公共卫生服务项目，提高服务质量

2. 项目类别及费用标准变化

2009年，原国家人口和计划生育委员会发布的《关于促进基本公共卫生服务逐步均等化的意见》，确定启动并实施国家基本公共卫生服务项目。主要内容包括：建立居民健康档案、居民健康教育、预防接种、传染病报告及处理、0～3岁儿童健康管理、孕产妇健康管理、老年人健康管理、高血压患者健康管理、2型糖尿病患者健康管理、严重精神障碍患者管理。2011年发布了新一版的基本公共卫生服务规范，对国家基本公共卫生服务项目的服务对象、内容、流程、要求、考核指标及服务记录表等做出了新的规定。基本公共卫生服务项目在原有基础上增加了一项新的内容——卫生计生监督协管服务。2013年在2011年的体系上加入了中医药健康管理这一项目。2015年，除了高血压及2型糖尿病健康管理，又将结核病患者健康管理项目加入服务体系。2017年，又新增免费提供避孕药具、健康素养促进两项服务内容。2018年将国家基本公共卫生服务调整为建立居民健康档案、健康教育、预防接种、儿童健康管理、孕产妇健康管理、老年人健康管理、高血压和2型糖尿病等慢性病患者健康管理、严重精神障碍患者管理、肺结核患者健康管理、中医药健康管理、传染病和突发公共卫生事件报告和处理、卫生计生监督协管12类项目。2019年将 2018 年 12 类项目划归为原基本公共卫生服务内容，并新增新划入基本公共卫生服务内容，主要包括地方病防治、职业病防治、重大疾病与健康危害因素监测、人禽流感与 SARS 防控、鼠疫防治、国家卫生应急队伍运维保障管理、农村妇女"两癌"检查、基本避孕服务、贫困地区儿童营养改善、贫困地区新生儿疾病筛查、增补叶酸预防神经管缺陷、国家免费孕前优生健康检查、地中海贫血防控、食品安全标准跟踪评价、健康素养促进、国家随机监督抽查、老年健康与医养结合服务管理、人口监测、卫生健康项目监督管理等内容，具体见表 2-2。

表 2-2　国家基本公共卫生服务项目

时间	项目类别
2009 年	共 10 个类别：建立居民健康档案、居民健康教育、预防接种、0～3 岁儿童健康管理、孕产妇健康管理、老年人健康管理、高血压患者健康管理、2 型糖尿病患者健康管理、重性精神疾病患者管理、传染病报告及处理
2011 年	共 11 个类别：新增卫生计生监督协管服务，并将 0～3 岁儿童健康管理改为 0～6 岁儿童健康管理
2013 年	共 11 个类别：在 2011 年的基础上新增中医药健康管理服务，高血压患者健康管理与 2 型糖尿病患者健康管理被合并为慢性病患者健康管理
2015 年	共 12 个类别：在 2013 版的基础上新增结核病患者健康管理
2017 年	共 14 个类别：在 2015 版的基础上新增免费提供避孕药具、健康素养促进两项服务内容
2018 年	共 12 个类别：建立居民健康档案、健康教育、预防接种、儿童健康管理、孕产妇健康管理、老年人健康管理、高血压和 2 型糖尿病等慢性病患者健康管理、严重精神障碍患者管理、肺结核患者健康管理、中医药健康管理、传染病和突发公共卫生事件报告和处理、卫生计生监督协管
2019 年	共两大项：分为原基本公共卫生服务内容（2018 年 12 类）和新划入基本公共卫生服务内容

2018 年，国务院办公厅关于《印发深化医药卫生体制改革 2018 年下半年重点工作任务的通知》，将人均基本公共卫生服务经费补助标准提高至 55 元，新增经费主要用于基本公共卫生服务项目的提质扩面，优化国家基本公共卫生服务项目，提高服务质量。2019 年，国务院基层卫生健康司《关于做好 2019 年基本公共卫生服务项目工作的通知》，将人均基本

公共卫生服务经费补助标准提升为 69 元，新增经费主要用于村和社区，确保让基层群众受益。2020 年该经费提升至 74 元/人。国家基本公共卫生服务项目人均补助经费标准变化见图 2-1。

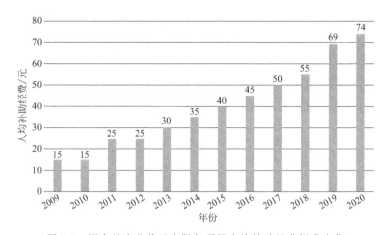

图 2-1　国家基本公共卫生服务项目人均补助经费标准变化

3. 政策目标及绩效考核机制

从具体层面来看，基本公共卫生服务的目标可分为近期目标和中长期目标。近期目标是，从 2009 年起国家制定基本公共卫生服务项目和增加部分重大公共卫生服务项目，逐步向城乡居民提供，到 2011 年，促进基本公共卫生服务均等化的机制基本建立，公共卫生服务的城乡、地区和人群之间的差距逐步缩小。中长期目标是到 2020 年，促进基本公共卫生服务均等化的机制趋于完善，基本公共卫生服务内容进一步增加，重大疾病和主要健康危险因素得到有效控制。不同年份国家基本公共卫生服务项目工作目标见表 2-3。

表 2-3　不同年份国家基本公共卫生服务项目工作目标　单位：%

服务项目	单位	2013 年	2014 年	2015 年	2017 年
适龄儿童疫苗接种率	乡镇（街道）	90	90	90	90

续表

服务项目	单位	2013 年	2014 年	2015 年	2017 年
居民健康档案电子建档率		65	70	75	75
0~3 岁儿童系统管理率		—	85	85	85[①]
0~6 岁儿童健康管理率		80	85	85	85
孕产妇系统管理率		80	85	85	85[②]
65 岁以上老年人健康管理率	县（区、市）	65	65	65	67
高血压患者（规范）管理率		35	38	50	60
糖尿病患者（规范）管理率		20	25	50	60
卫生监督协管服务比例		90	95	95	—
结核病患者管理率		—	—	90	90
中医药健康管理服务目标人群覆盖率		30	30	40	45
居民健康素养水平较上年提高比例	省（区、市）				2
15 岁及以上烟草使用率较上年降低比例					0.6
免费提供避孕药具		—	—	—	
重性精神疾病患者管理人数	全国	—	350 万	400 万	75%[③]

①2017 年项目名称为"新生儿访视率"。

②2017 年项目名称为"早孕建册率和产后访视率"。

③2017 年只提出比例为 75%。

资料来源：国家卫计委.国家基本公共卫生服务项目；2013 年居民健康档案电子建档率为全国总体标准。

4.财政保障制度

基本公共卫生服务项目财政保障具有两方面的支持。首先是资金筹措制度，即"财政预算、分级承担、县区为主、中央补助"，呈现出"中间小、两头大"的筹资模式，反映出筹资责任下放的趋势，市及以下政府部门承担更多责任。中央补助资金重点向困难地区倾斜，对西部和中部地区分别补助 80% 和 60%，对东部地区按照 10%～50% 予以补助。人均经费补助标准从 2009 年的 15 元提高至 2020 年的 74 元，经费直接下拨至县区级。据估算，2009～2017 年，各级财政拨付的基本公共卫生服务项目补助资金累计达 3600 多亿元。其次是资金拨付方式，采用"年初预拨、年底或次年考核结算"。中央补助资金按服务人口、人均经费标准于前一年下达拨付资金指标，当年 9 月左右根据基本公共卫生服务项目绩效考核情况结算。补助资金主要用于基层医疗卫生机构免费为居民提供规定的各项服务。在核定服务任务和补助标准、绩效评价补助的基础上，基层医疗卫生机构获得的基本公共卫生服务补助资金，可统筹用于经常性支出（王伶鑫等，2018）。

（二）流动人口基本公共卫生服务政策存在的问题

1. 基本公共卫生服务项目整体政策问题

基本公共卫生服务项目走过十年，取得一系列成就，促进了公民基本健康水平的提高，但在政策制定与执行过程中依然存在一些不足与问题。

（1）不同人群基本服务利用程度不同，均等化程度有待提升

长期以来，受到经济、社会、地理及交通多因素影响，我国卫生服务资源供给不均等，不同区域发展不平衡。各地区人口结构不同，人群健康水平存在差异，卫生服务的覆盖范围和服务提供质量在东、中、西部地区之间、城乡之间和不同群体之间依旧存在差异，如各省份慢性病患病率、传染病患病率存在较大差异，老年人健康管理率、慢性病患者健康管理（包括高血压患者健康管理和 2 型糖尿病患者健康管理）、严重精神障碍患者管理、肺结核患者健康管理、中医药健康管理在不同省份之间、城乡之间的开展率仍存在较大差距，影响我国卫生事业的发展和群众健康状况的改善。

（2）服务内容有增无减，缺乏科学调整机制

截至目前，基本公共卫生服务项目内容不断增加扩充，某种程度上为

服务支持与财政支持带来更多压力，项目只增不减，存在调整难问题。如老年人中医体质辨识等部分基本公共卫生服务项目遴选与群众的实际需求尚有差距；卫生监督协管、重性精神障碍患者管理及孕产妇保健等项目与基层医疗卫生机构服务能力不相称；老年人健康体检与其他来源项目重复检查导致浪费（秦江梅，2017）。表现出部分服务项目已经取得显著效果、部分公共卫生问题取得显著成效，与部分服务项目要求与当前基层服务能力、条件不符，难以在现实生活中开展执行，以及群众的知晓度、获得感和满意度偏低共存的现状。由此，需要根据当下社会发展与健康需求的变化、卫生领域改革发展的要求等多项因素，合理调整、科学规划、重新优化完善基本公共卫生服务项目内容。

（3）考核体制僵化，绩效考核体制有待改良

国家基本公共卫生服务项目的监督和考核工作仍然存在一些问题，如欠缺明确的问题反馈和改进机制、奖惩落实不到位等导致考核结果与实际工作情况差距较大。此外，考核形式过于严格和繁琐，每年大规模、大范围考核，部分地区存在项目指标任务层层加码问题，造成人、财、物资源浪费；区域间、城乡间服务提供存在差异，考核标准为统一量化指标，导致部分地区数据信息造假及机构人员流失；考核指标缺乏科学性，效果指标缺乏，过于注重服务量和服务规模，忽视了服务效果和质量（秦江梅，2017）。

（4）项目资金使用效率不高，影响基层机构和人员积极性

部分地区项目资金使用不合理、拨付不及时。部分地区由于地方政府对政策理解不透，财政将项目经费与人员经费打包拨付，减少了基层医务人员的基本工资和基础性绩效工资补助，出现了将项目经费变成"养人钱"或用于基本建设等违规现象，并且打包形式的财政补助在补助项目内容、补助标准等方面的清晰度、透明度不够，影响了财政资金使用效率。一些地区反映项目的大部分资金集中在 6 月份以后拨付，使基层医疗卫生机构面临经费使用压力，导致年末冲抵支出等不符合项目资金管理的现象。资金使用范围规定不切实际。2015 年财政部、卫生计生委等部门联

合印发的《公共卫生服务补助资金管理暂行办法》（财社〔2015〕255 号）规定，基层医疗卫生机构获得的基本公共卫生服务补助资金，可统筹用于经常性支出。由于该文件对于"支出"定义过于含糊，以及各地对基本公共卫生服务经费性质认定不清，导致项目经费使用受限、资金沉淀与不足并存。项目资金分配缺乏科学依据。国家层面缺乏项目价格（成本）标准，一些地区未对各项服务补助水平或者成本（当量）进行测算，专项资金分配和结算缺乏依据，对基层医疗卫生机构仍然简单按照服务人口数"打包"拨付资金，资金量与实际服务量未能挂钩，项目管理粗放，影响项目资金的使用效率。项目经费管理使用中激励机制缺失。由于基本公共卫生服务项目主要是人力支出，按照不得在工资总量外发放任何津贴或奖金的规定，项目资金不能用于人员补助，未能纳入收支结余。随着基本公共卫生服务经费补助标准的提高，基层医务人员绩效工资不仅不能相应增加，反而因为增加相关支出，增加了工作负荷，影响了机构和人员提供基本公共卫生服务的积极性（秦江梅，2017）。

2. 流动人口基本公共卫生服务存在的问题

针对流动人口这一特殊人群，基本公共卫生服务项目政策制定中问题颇多，既有流动人口这一群体自身特性的原因，也有由于项目政策自身制定而导致的问题。

（1）多为普适性政策，缺乏针对性政策

当下基本公共卫生服务项目关注整体人群，针对流动人口群体出台的具体政策较少，政策缺乏针对性。根据郑韵婷等人所进行的文献梳理与分析，从 1985 年到 2015 年，国家出台的针对流动人口健康方面的政策仅 10 个文件，其中关于基本公共卫生服务方面的仅有 2 个，在 9 个普适性政策中，仅仅只有 4 项为基本公共卫生服务方面的政策。特别是在针对性文件中，有 70% 的政策关注的是流动人口计划生育服务。直至 2013 年 12 月，国家卫生和计划生育委员会发布了《流动人口卫生和计划生育基本公共服务均等化试点工作方案》，我国才开始探索流动人口卫生和计划生育基本公共卫生服务的工作模式和有效措施，即开始关注计划生育以外的流动人口公共卫生问题（郑韵婷等，2017）。

（2）流动人口自身二元分割的限制性，管理难度增加

流动人口受到户籍制度的限制，难以享受到和流入地户籍人口相同的卫生服务保障，同时，部分地区政府对于流动人口的预防保健服务专项经费投入较少。在日常实际执行中，多数地方按照户籍人口安排配套资金，项目经费不足，难以对流动人口提供有效服务。同时，各部门之间的协调配合和跨区域之间的协调机制不完善，流动人口难以实现跨地区完善管理，公共卫生机构无法及时、准确掌握流动人口信息，基本公共卫生服务"费随人走"机制尚未建立，造成流动人口基本公共卫生服务可及性较差、无法全面享受基本公共卫生服务。

三、流动人口基本公共卫生服务研究

（一）流动人口基本公共卫生服务现状研究

1. 流动人口基本公共卫生服务提供模式

基本公共卫生服务模式是指该服务在不同地区因地制宜的实践过程中总结出的对该地基本公共卫生服务总体特征和服务机制的概括。这种高度概括的总体特征和服务机制既体现了基本公共卫生服务管理的总体结构特征，同时又是指导基本公共卫生服务管理实践的根基。现有关于基本公共卫生服务模式的研究大致可总结为两方面，一方面是关于已有基本公共卫生服务模式的进一步完善，另一方面为在前一基础上基本公共卫生服务模式的创新。常见的基本公共卫生服务模式，可以总结为以下几种类型。

以社区卫生服务机构为中心的"社区基本公共卫生服务模式"。主要有在传统的公共卫生服务模式的基础上，突出社区卫生服务中心/站的中心作用，内容上以健康教育为主，建立"以防为主"的公共卫生服务模式

（郑韵婷，2017）；通过有针对性地提高农村居民健康知识知晓度、改正不良生活习惯等，建立农村"预防为主"的农村公共卫生服务模式（沈新剑，2011）；在卫生服务机构中组织公共卫生服务专业队伍实践公共卫生服务的社区模式（黄翔等，2015）；社区卫生服务站与村卫生室组成"站室合一"的基本公共卫生服务新型模式，即由服务中心集中进行管理，同时分析其效果，在实践中逐步发展和完善（张韬等，2015）；将医疗、社区、网络三者相联系，利用当地三甲医院的带动作用，建立社区网络医疗服务体系（时冬梅等，2016）。

医疗服务与公共卫生服务结合的"家庭医生责任制模式"。主要有社区公共卫生服务者由传统预防保健人员转化为家庭医生角色的"防治一体化"家庭医生责任制模式（吴燕等，2015）；依托信息化建设，基于居民健康责任医生签约服务的"医卫结合"服务模式（付航等，2015）。研究发现"医护结合"模式在慢性病患者管理过程中发挥了积极的作用，但传统观念仍需进一步转变，护士专业知识能力仍需进一步加强（沈德蕾等，2015）。通过分析北京市区和农村山区的就医模式，提出将巡诊和门诊结合起来的"多元化家庭医生式"服务新模式，社区卫生服务界线向前移，全科医生定时入村出诊，促进边远地区基本医疗和公共卫生服务问题得到切实解决（张萍，2015）。研究发现"全科医生签约"服务模式中存在的主要问题有全科医生数量有限与有效签约之间存在矛盾，签约服务内容界定不清，现存补偿机制难以发挥激励作用，签约服务的效果发挥作用尚需时间等（袁莎莎等，2015）。有学者认为通过卫生服务机构人员组成家庭医生服务团队，与上级或其他类型卫生服务机构形成签约服务链，建立"家庭医疗签约"服务新模式，便于为居民提供更有针对性和连续性的整合服务（魏威等，2016）。有研究认为全科医生数量较少、具有广大群众基础的传统中医药未能良好融入家庭医生式服务仍然是目前工作的主要困境，各地仍需在家庭医生团队服务的运行机制、人员职责及分工等方面进行深入探索和创新（潘公益等，2017）。有学者研究家庭医生责任制下不同公共卫生服务模式的临床应用价值，认为依托医生助理/全科医生小团队管理的公共卫生服务模式的健康教育覆盖率、高血压患者管理率、孕产妇系统管理率、免疫规划疫苗接种率以及糖尿病患者管理率均较佳，值得应用推广（罗敏华等，2018）。

"疾控相关部门积极投身基本公共卫生服务提供"模式，是疾病预防控制机构承担部分基本公共卫生服务工作，提供基本公共卫生服务的模式。针对这种服务模式，一些研究发现了其中存在的问题，并提出完善的建议。研究认为，这种基本公共卫生服务模式存在城乡基层公共卫生医师不足、疾病预防控制机构人员具有业务指导能力但是没有专项经费的问题，需在此基础上进一步完善（张艳秋等，2012）。还有学者认为，当前疾控部门的业务人员缺乏完善的经济和制度保障，疾控部门实施公共卫生服务事实上很难实现（吴瑞海，2014）。张爱玲等（2015）研究发现，疾控部门、公共卫生机构等内部人员存在结构不合理问题，需合理规划、积极调整，优化疾控部门参与到基本公共卫生服务中的模式。张洪斌（2017）探讨了疾病预防控制机构投身基本公共卫生服务模式的效果，认为疾病预防控制机构在技术指导、组织协调、人员管理、评估督导、信息管理等方面具有优势。

"政府购买式"基本公共卫生服务模式。有学者认为基本公共卫生服务项目和服务对象多样、内容丰富，政府统一组织提供效率较低，基本公共卫生服务宜实行政府购买（张明吉等，2011）。政府购买式提供模式虽然有积极效益，但也存在着一系列亟待解决的问题，如政府对于公共卫生服务采购的有效管理体系尚未健全、居民对公共卫生服务的意识和购买意愿较低、居民缺乏对卫生机构多样选择的权利等，现有的政府购买公共卫生服务模式尚需体系建设和条件建设（张萍等，2014）。近年来各地在购买卫生计生基本公共服务中遇到的问题主要有资质要求不一、绩效评估不科学、公众不信任、无谓服务突出等（徐水源等，2016）。

以政府购买为基础的"基本公共卫生服务水平和质量监控"模式。谢明霏等针对黑龙江省的具体情况，提出可以建立多组织、多部门协作的，以激励机制、约束机制、评价机制、协调机制和满意度管理机制为基础的服务协同质量监管模式（谢明霏等，2014）。海东等提出通过确定监督管理主体、明确监督方式、制定监督规范、建立监督考核评价体系等来建立基本公共卫生服务逐级监管模式（海东等，2015）。

还有一些特定的基本公共卫生服务模式。景思霞等提出通过第三方组织根据一定的标准和原则，执行规定的程序，应用具备可行性的科学方法对基本公共卫生服务的利用成效进行专业性评估，从而建立第三方评估链模式的基本公共卫生服务（景思霞等，2014）。

2.流动人口基本公共卫生服务利用研究

2009年，基本公共卫生服务项目政策出台，自2010年后，各学者开始对基本公共卫生服务项目利用情况进行研究。有文献分析发现，2011～2014年发表的相关文献呈逐年增长趋势，可以看出学者们对流动人口基本公共卫生服务利用研究的关注逐年增加（耿书培等，2018）。相关研究发现流动人口基本公共卫生服务利用的总体水平较低，最近一年内接受过体检的比例低，健康档案建档率低，在了解有关职业病防治的法律法规方面比例低，大部分流动人口没有接受过职业安全与健康防护培训。0～6岁儿童免疫接种和健康管理工作开展情况较好，但存在一定比例的重复建卡和重复管理情况。对基本公共卫生服务知晓率低（郭静等，2014），并且在流出地和流入地均有卫生服务需求，对于全人群适用的健康档案、健康教育和健康体检服务项目的利用情况，流动人口群体内部存在差异（郭静等，2016）。从流动人口对于基本公共卫生服务项目利用现状研究来看，流动人口在基本公共卫生服务利用方面，依然存在与户籍居民卫生服务有差距、现有服务利用率差、健康宣讲不到位的问题，并提出需以医改精神为导向，关注流动人口特性、加强动态管理、给予关怀和救助等措施和建议（杨郭泽慧，2017）。

不同人群对公共卫生服务利用情况存在差异。对于青年流动人口，有学者认为其对公共卫生服务利用不足，尤其在生殖健康服务利用方面利用率低（栗潮阳等，2012）；其基本公共卫生服务可及性差，健康档案建档率和健康教育接受率均较低（严琼等，2018）。青年流动人口的性别、年龄、受教育程度、婚姻状况、是否打算长住、单位性质、流动地区均会影响青年流动人口对基本公共卫生服务的利用。对于流动人口中的老年人，在基本公共健康服务的获得上具有省份、东西部地区和大小城市间的不平等现象（侯慧丽等，2019）。有学者采用安德森卫生服务利用模型分析流动老人的基本公共卫生服务利用，发现利用率偏低，内部存在差异，影响因素为户口性质、居住时长、流动范围；且基层卫生服务机构存在经费拨付与工作量不一致、数据不清、工作不被理解等方面的问题（唐丹等，2018）。关于孕产妇流动人口对基本公共卫生服务利用情况，有学者发现产前基本公共卫生服务利用水平在城市间存在内部聚集性（韩思琪等，2017）。

也有学者关注不同地区流动人口对基本公共卫生服务项目的利用现状。研究发现，在珠三角地区，受访的流动人口健康状况较一般，对社区健康服务利用不足的问题比较突出。年龄、受教育程度、收入水平在一定程度上影响流动人口健康意识和健康服务利用，社区卫生服务中心是流动人口主要的就医机构，流动人口健康需求和社区健康服务供给之间存在一定差距，流动人口社区健康服务利用不足（岳经纶等，2014）。有学者提出上海市流动人口对基本公共卫生服务利用不足并且利用质量不高，应当缩小不同人群和不同地区医疗保障方面的差异（郭丽君等，2016）。湖北省流动人口对基本公共卫生服务利用不足主要表现为建档率低、接受健康教育比例较高但健康教育内容不够全面、教育方式较为单一等问题（张晓芳等，2018）。武汉市流动人口对基本公共卫生服务项目认知度低，仅对健康教育利用率高，其余项目利用率均在10%以下（夏庆华等，2017）。2015年北京市流动人口在公共卫生服务供给针对性、广泛性、有效性和总体评价上均较低。从服务的便捷性和多样性来看，公共卫生服务的供给还需要进一步完善；在医疗卫生服务的主动利用方面，定期体检比例较低；在被动利用方面，无论是门诊还是住院服务利用都处于较低水平（杜本峰等，2018）。北京市流动人口漏种、重复接种疫苗现象较为普遍；流动人口卫生意识差，影响了公共卫生服务的利用率；社区卫生服务机构资源配置不足，影响公共卫生服务提供的能力和水平（何芙蓉等，2019）。北京市崇文区的流动人口中，高血压、糖尿病、冠心病、脑卒中四种慢病的患病率低于户籍人口，其社区卫生服务利用率较低。社区卫生服务机构要充分发挥其作用，加强辖区流动人口的健康教育、健康促进、慢病管理等基本公共卫生服务工作（孙秀云等，2011）。山西省流动人口基本公共卫生服务利用水平低，健康教育普及率不高，医疗保险有重复参保现象，0～6岁儿童健康管理情况有待改善（高瑞，2017）。四川省流动人口健康档案建档率较低，健康教育未全面覆盖，流动儿童健康管理有待改善，流动孕产妇健康管理有待加强（李烟然等，2017）。大连市流动人口的卫生服务利用率较低，医疗服务未利用率相对较高，达52.8％，未得到基本公共卫生服务的比例为45.8％（徐嘉等，2014）。

总体来说，由于基本公共卫生服务提供方以及自身流动性的特征等因素，流动人口基本公共卫生服务可及性较差。与户籍居民相比，流动人口对基本公共卫生服务各个项目利用不足、利用质量不高，且在流动人口内部存在异质性。

（二）流动人口基本公共卫生服务利用的影响因素研究

已有研究认为政府支持、激励措施、居民素质、医务人员满意度是影响国家基本公共卫生服务项目实施效果的重要影响因素，同时，人口老龄化起到阻碍作用；居住时间对基本公共卫生服务实施效果有影响（耿书培等，2018）。

在对基本公共卫生服务项目的满意度影响因素调查研究中，有学者认为基本公共卫生服务管理工作中应当改进服务的等候时间、密切跟踪随访病情、增加健康教育频次，这三个方面对基本公共卫生服务的满意度水平有重要影响（卢楚虹等，2014）；有学者通过分析认为影响居民公共卫生服务满意度的主要因素有服务内容、技术水平、服务态度和受教育程度（刘丽等，2014）；有的学者从居民利用角度研究了基本公共卫生服务满意度的影响因素，有学者发现农村居民对基本公共卫生服务的整体满意度要高于城市（刘亚囡等，2013），但也有的学者认为城乡居民的满意度没有显著差异（黄文光等，2015）。有研究还发现不同经济发展水平地区的满意度存在差异，有的学者认为在城市中经济发达地区比经济欠发达地区满意度高，同时，在农村，经济发展水平高的乡镇地区基本公共卫生服务满意度也高于经济水平发展低的乡镇地区（尚晓鹏，2015）。

在对基本公共卫生服务项目的利用度影响因素调查研究中，有学者认为性别、年龄、受教育程度、每天工作时间、流动范围及流入时间是影响流动人口基本公共卫生服务利用的因素，而健康意识薄弱和服务可及性差是影响该群体基本公共卫生服务利用的主要原因（郭静等，2014）。影响流动人口基本公共卫生服务可及性的主要因素是经济社会发展水平、流出地卫生资源配置水平这两个宏观因素和流动人口的性别、年龄、受教育程度、医疗保险参保情况、流动范围及就业单位性质等个体微观因素（郭静等，2016）。也有学者认为基本公共卫生服务利用还会受到对社区印象、知晓基本公共卫生服务、健康知识掌握程度、服务需求、接受服务意愿等的影响（郝爱华等，2019）。

不同地区流动人口基本公共卫生服务利用影响因素不同。十堰市流动人口基本公共卫生服务可及性尚可，但单项服务利用率差异大，其影响因素主要是受教育程度、家庭常住人口数和家庭年收入。受教育程度较高、家庭常住人口较多或家庭年收入较高的流动人口利用率较高（徐永强等，2017）。湖北省流动人口健康档案建立的影响因素有性别、年龄、婚姻状况和样本点类型（张晓芳等，2018）。

不同特征流动人口，其基本公共卫生服务利用及影响因素不完全相同。在对流动人口中孕产妇基本公共卫生服务利用研究的分析发现，流动范围、流动时间和流入地流动人口的比例对孕早期建册和产前检查服务的利用均存在影响，流动原因主要影响产前检查服务的利用，流动范围影响孕产妇产后访视服务的利用（韩思琪等，2017）。影响青年流动人口基本公共卫生服务利用的因素有性别、年龄、受教育程度、婚姻状况、单位性质、流动地区、是否有长期居住打算、是否有医疗保险、流动地区类型及其卫生服务政策（严琼等，2018）。

（三）流动人口基本公共卫生服务实施效果评价研究

目前已有基本公共卫生服务实施效果评价的研究，主要是基于服务提供方的角度进行评价。

唐加林基于 22 个县区 44 个卫生院的监测数据，研究了基本公共卫生服务的实施效果，重点分析了服务项目的服务数量及质量（唐加林等，2015）。刘霞在对江西省 6 个县市基本公共卫生服务的绩效评价中研究了服务提供方对居民健康档案的建档率、弱势群体补助计划及妇女健康服务如免费增补叶酸等情况的实施效果（刘霞等，2013）。研究认为目前服务覆盖率还较低，同时服务质量有待提高。

有学者基于从卫生服务机构和卫生工作人员的角度，研究基本公共卫生服务的实施效果，主要研究内容包括服务项目实施过程中人力、财力等资源的分配，相关工作的制度规范等情况。如郝爱华对广东省开展基本公共卫生服务的具体情况做了分析，认为目前存在财政投入不足与资金滞存、工作人员工资低、缺少服务联动机制及缺少专业人力等问题（郝爱华等，2019）；丁小磊基于数据包络分析法，研究了江苏省内推行落实服务的情况，认为在提供服务的过程中仍存在人才短缺、经费分配不规范、工作人员工作开展不均衡等问题（丁小磊等，2016）。

四、述评

基本公共卫生服务项目，是基于公共卫生服务衍生而来，是国家为促进公民健康水平的提升和整体人群健康素质的增加而实施的重大项目，注重流动人口这一特殊群体是基本公共卫生服务项目均等性、可及性的重要体现。

（一）政策上，基本公共卫生服务相关政策不断发展完善，人均补助标准逐年提高，有利于基本公共卫生服务均等化目标实现

基本公共卫生服务项目实施十年以来，政策不断演变完善，从初步指导精神提出、整体框架搭建、基本项目内容完善、实施目标制定、财政制度构建到逐步增加基本项目内容、"提质扩面"开展、绩效考核制度丰富、人均补助标准拨付资金逐年提高，基本公共卫生服务项目逐步构建完善。在流动人口方面，关注度也从部分普适性政策的提及到逐步出台针对性政策，对流动人口的基本公共卫生服务利用加以完善保障，不断推进基本公共卫生服务项目的均等化进程。

（二）现有流动人口基本公共卫生利用状况研究模式趋于成熟，但仍存在缺乏追踪研究、较少关注流动老人等不足

通过对既有的关于流动人口基本公共卫生服务项目的研究现状进行总结分析可以看出，基本公共卫生服务项目开展以来，流动人口接受到更多的公共卫生服务，整体健康水平有所提升，但与全国水平或者常住人口水平相比，流动人口卫生服务利用方面依然存在一些问题。总体而言，我国流动人口基本公共卫生服务利用研究模式已经趋于成熟，但依旧存在不足。首先，仅仅存在单独年份横截面的比较，缺乏持续性研究对比，学者研究仅仅局限于对某一年流动人口接受基本公共卫生服务项目状况的相关数据进行描述统计与分析，缺乏长期持续追踪调查。基本公共卫生服务项目开展十年，具有持续性，应当对流动人口基本公共卫生服务项目的效果延续性方面做进一步总结研究。其次，对流动老年人口关注度不足。流动人口群体内部具有异质性，现有不少研究都分群体对流动人口加以关注，在文献综述中发现，对青年流动人口以及妇女群体关注度高，但对流动老人关注不足，随着我国老龄化程度加快，流动人口中老年人比重不断上升，更需要加强对流动老人基本公共卫生服务利用的研究。

（三）流动人口基本公共卫生服务利用影响因素的研究具有科学合理性，但研究结论不一，缺乏对流动特征的关注，理论基础较为薄弱

对于流动人口在基本公共卫生服务利用及影响因素的研究中，多采用定量方法分析流动人口基本公共卫生服务利用的影响因素、影响方向和强度。所得影响因素总体归纳有以下几类：年龄、性别、婚姻状况在内的人口学特征因素，以家庭收入为代表的经济因素，包括个人生理、心理健康方面的健康状况因素，来自个人特征以外的社会支持因素。这些具有一定共同交叉因素又存在不同影响因素的研究结果，具有一定科学性、合理性。但在其研究过程中，存在两大方面不足：首先是对流动特征因素的关注不足。流动人口特有的流动稳定性、流动时间、流动范围、流动原因等流动特征因素应当纳入研究之中，以丰富和加深对流动人口基本公共卫生服务利用影响因素的认识和理解，同时能够为提高流动人口基本公共卫生服务利用策略的针对性和适用性提供指导。其次，大部分学者对影响因素的选取较为主观，多数是依托前者研究及数据分析中所得特征来归纳总结概括，缺乏理论基础的指导，导致选取影响因素之间缺乏逻辑性，也容易产生影响因素遗漏或者虚假的问题。应当进一步结合相关理论，以理论基础为依托指导流动人口基本公共卫生服务利用影响因素的研究。

（四）流动人口基本公共卫生服务实施效果评价多从提供方进行评估，缺乏对服务接受方的关注，且评估内容主要为浅层描述，缺乏理论基础和深入探究

较多学者从项目实施最终结果角度来研究目前基本公共卫生服务的实施效果，但多为浅层描述；也有学者从服务提供方出发来研究目前基本公共卫生服务的实施现状及存在问题，但这一角度过于片面，容易忽略来自服务接受方的感知评价，代表性较差。同时，目前基于服务接受方进行基本公共卫生服务满意度评价还局限于简单的满意度现状研究，满意度评价内容与影响因素研究还较为薄弱，且缺少理论支持，流动人口基本公共卫

生服务的满意度研究还有待进一步深入研究。

　　基本公共卫生服务项目的评估，可依托更多深层次的理论支持，采用定量方法，从服务接受方角度，了解流动人口对于基本公共卫生服务的知晓率，以此评估基本公共卫生项目实施的推广效果；可从深层次了解流动人口对基本公共卫生服务的满意度，以此评估基本公共卫生项目利用的实际情况；需加强后续跟踪联系，关注流动人口的健康素养，以此评估基本公共卫生项目的落实效果。

第三章

流动人口基本状况

第一节 ｜ 引言

一、研究目的

本部分将以 2011 年、2015 年、2016 年 "全国流动人口动态监测调查" 数据为基础，分析我国流动人口基本人口学信息、流动特征、社会保障和医疗保险情况、健康状况，为全面了解流动人口基本公共卫生服务相关状况提供基础信息，为改善流动人口基本公共卫生服务利用提供参考依据。

二、资料与方法

"2011 年全国流动人口动态监测调查" 中，调查对象为在流入地居住一个月及以上，非本区（县、市）户口的 15～59 周岁流动人口，调查最终有效样本为 128000 人。本部分主要利用问卷中以下信息：基本人口学信息、流动特征、社会保障状况。

"2015 年全国流动人口动态监测调查" 中，调查对象为在流入地居住一个月及以上，非本区（县、市）户口的 15 周岁及以上流入人口，调查最终有效样本为 193125 人。其中与动态监测同步进行的 "流动老人专题调查"，在北京、上海、大连、无锡、杭州、合肥、广州、贵阳 8 个城市开展，流动老人样本包括两部分，一是全国流动人口卫生计生动态监测调查抽中的流动人口家庭中全部 60 岁及以上流动人口；二是北京、上海、大连、无锡、杭州、合肥、广州、贵阳 8 个城市抽中的家庭中全部 60 岁及以上流动人口。最终流动老人有效样本为 12153 人，本部分主要利用"流动老人专题调查"中以下信息：流动特征、基本健康状况。

"2016 年全国流动人口动态监测调查"中，调查对象为在流入地居住一个月及以上，非本区（县、市）户口的 15 周岁及以上流入人口，调查最终有效样本为 169000 人。同时抽取 5％的样本开展"流动人口健康素养专题调查"。健康素养调查对象为 15～69 周岁流入人口，最终有效样本为 8554 人。本部分主要利用问卷中以下信息：基本人口学信息、流动特征、社会保障和医疗保险情况、健康状况。

采用描述性统计方法对流动人口基本人口学特征、流动特征、社会保障和医疗保险情况、基本健康状况进行分析。

第二节 | 流动人口基本特征

已有研究表明，我国流动人口规模增长势头有所放缓，且未来增长趋势将出现更大的波动性（段成荣等，2017）。此外，我国流动人口以劳动年龄人口（尤其是青壮年）为主，儿童和老年人口占比相对较少，但流动老人规模快速增加，由于整个人口年龄结构的变动，流动儿童的规模有所下降；流动人口跨省流动快速增长后回调；流动人口流动原因以务工经商为主，但社会型（家属随迁）、发展型和宜居型流动增加；流动人口受教育结构升级（段成荣等，2017）。同时，我国流动人口的社会保障仍处于较低的水平（阳玉香等，2017），虽然流动人口总体参加医疗保险的比例有所上升，但流动人口的参保率一直比较低（刘志军等，2014）。由于健康的年轻人更倾向于流动，流动人口的健康水平优于全国平均水平（刘胜兰等，2018）。

基于 2011 年、2015 年、2016 年"全国流动人口动态监测调查"数据分析，本研究发现，目前流动人口规模存在一定的波动性，如 2015 年、2016 年按照同样的方法获取的调查人数分别为 193125 和 169000 人，流动人口规模稍有下降。在人口学特征方面，与 2011 年相比，2016 年流动人口在年龄构成上仍以青壮年为主，但平均年龄增大，老年人口规模增加；流动人口受教育程度有所提高，但仍普遍较低；大多为农业户口；在婚比例高。在流动特征方面，与 2011 年相比，2016 年流动人口平均流动时间有所增加，2016 年为 5.22 年，高于 2011 年的 4.36 年，居住长期化趋势明显；2016 年，流动原因仍以务工经商为主，其次为家属随迁；与家属一起流动比例高，家庭化趋势明显；流动次数较少。在社会保障方面，与 2011 年相比，2016 年流动人口各类社会保障参保率均有所提高，但仍处于较低水平，除了医疗保险和养老保险参保率过半，其余社会保障参保率均在 10%～22%之间。在医疗保险方面，2016 年，流动人口除了新型农村合作医疗保险参保率超过 60%，其他类型医疗保险参保率均较低，新型农村合作医疗保险和城乡居民合作医疗保险大多数在户籍地参保，城镇职工医疗保险、公费医疗大多数在流入地参保。在健康状况方面，根据 2016 年数据，流动人口自评健康状况较好，慢性病患病率为 5.14%，根据 2015 年数据，流动老年人健康状况也较好。

本研究与已有研究结果吻合，均反映了流动人口增长进入调整期、流动老人规模增加、流动人口居住长期化和家庭化趋势、流动人口社会保障水平低、流动人口整体健康水平较好等特点。

一、基本人口学信息

从性别构成上看，2011 年、2016 年流动人口男性比例均高于女性，但 2016 年相比 2011 年，女性比例有所上升。从年龄结构上看，2016 年调查对象平均年龄为 35.87 岁，流动人口以 20～39 岁青壮年为主，2016 年与 2011 年相比，调查对象平均年龄增大趋势明显，此外，2016 年流动老人比例为 3.11%。从受教育程度来看，与 2011 年相比，2016 年调查对象受教育程度明显提高，但流动人口接受过高等教育的比例仍较低，受教育程度中占比最高的是初中，接近半数的流动人口受教育程度为初中。从户口类型来看，2011 年、2016 年流动人口农业户口比例分别为 84.89%和 82.18%，远高于非农业户口的比例，2016 年相比 2011 年，非农业户口流动人口有所增加。从婚姻状况来看，流动人口在婚比例较高，2011年、2016年在婚的比例分别为 77.49% 和 80.46%（见表 3-1）。

表 3-1　基本人口学信息

变量	取值	2011 年		2016 年	
		频数/n	百分比/%	频数/n	百分比/%
性别	男	68039	53.16	88088	52.12
	女	59961	46.84	80912	47.88
年龄/岁	15～20	6277	4.90	4210	2.49
	20～29	42058	32.86	51694	30.59
	30～39	45173	35.29	55206	32.67
	40～49	29423	22.99	39659	23.47
	50～59	5069	3.96	12967	7.67
	≥60	—	—	5264	3.11
受教育程度	小学及以下	21117	16.50	24850	14.70
	初中	70427	55.02	79446	47.01
	高中/中专/大专	33200	25.94	54192	32.07
	大学及以上	3256	2.54	10512	6.22
户口[①]	非农业	19333	15.11	30109	17.82
	农业	108590	84.89	138848	82.18
婚姻状况[②]	不在婚	28818	22.51	33031	19.54
	在婚	99182	77.49	135969	80.46

①户口分为农业和非农业两个处理水平，非农业包括非农业户口、农业转居民、非农业转居民、居民。2011 年、2016 年调查对象户口存在缺失。

②婚姻状况分为在婚和不在婚，在婚包括初婚和再婚，不在婚包括未婚、离婚、丧偶和同居。

数据来源：2011 年、2016 年"全国流动人口动态监测调查"。

　　总体而言，流动人口以青壮年为主，在婚的比例较高，大量的青壮年在婚流动人口，正处于婚育期，对流入地卫生服务的需求较大。同时，流动人口平均年龄增大，老年人规模增加，对流入地的卫生服务提出了更高的要求。此外，流动人口整体受教育程度偏低，可能会影响其卫生服务利用及健康素养的提升。

二、流动特征

从流动人口流动范围来看，跨省流动和省内流动比例相近，大量的跨省流动人口给流入地当地的基本公共卫生服务管理带来一定的困难，也对异地卫生服务利用提出挑战。从流动时间来看，2011 年、2016 年人均流动时间分别为 4.36 年和 5.22 年，居住长期化趋势明显。从流动次数看，2016 年 80.33% 的调查对象流动次数为 1 次。从是否独立流动来看，2016 年，调查对象中 65.59% 为非独自流动，其中，有 85.78% 的非独自流动人口的流动家属包括配偶，48.86% 的非独自流动人口的流动家属包括子女，流动家庭化趋势明显，给流入地基本公共卫生服务提出了较高要求（见表 3-2）。从流动原因来看，务工经商是流动人口流动的主要原因，2016 年流动人口因务工经商的比例为 83.58%，其次为家属随迁，为 11.48%。此外，流动老人的流动原因如图 3-1 所示，照顾子女或孙辈是老年人流动的首要原因，占比达到 34%，其次，32% 的老年人流动原因为养老，23% 的老年人流动原因为务工经商。

表 3-2　流动人口流动特征

变量	取值	2011 年		2016 年	
		频数/n	百分比/%	频数/n	百分比/%
流动范围[①]	跨省流动	64788	50.65	81772	48.39
	省内流动	63121	49.35	87202	51.60
流动时间/年	≤1	48517	37.90	49805	29.47
	2~5	41915	32.75	59207	35.03
	6~10	21579	16.86	34875	20.64
	≥11	15989	12.49	25113	14.86
流动次数[①]	1 次	—	—	135763	80.33
	2 次及以上	—	—	33235	19.67

续表

变量	取值	2011 年		2016 年	
		频数/n	百分比/%	频数/n	百分比/%
独自流动①	是	—	—	58157	34.41
	否	—	—	110841	65.59
流动家属①	配偶	—	—	95074	85.78
	子女	—	—	54154	48.86
	父母/岳父母/公婆	—	—	12717	11.47
	兄弟姐妹	—	—	6057	5.46
流动原因①②	务工经商	—	—	141193	83.58
	家属随迁	—	—	19397	11.48
	其他原因	—	—	8351	4.94

①2011 年和 2016 年流动范围，2016 年流动次数、独自流动、流动家属及流动原因均存在缺失。

②流动原因分为 3 类，分别为务工经商、家属随迁、其他原因。其中，家属随迁包括照顾自家老人和小孩，其他原因包括婚姻嫁娶、拆迁搬家、投靠亲友、学习培训、参军、出生及其他。

数据来源：2011 年、2016 年"全国流动人口动态监测调查"。

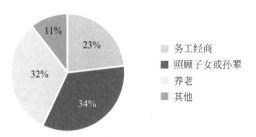

图 3-1　流动老人流动原因
数据来源：2015 年"全国流动人口动态监测调查"中的"流动老人专题调查"。

　　流动人口的职业分布如图 3-2 所示，半数以上的流动人口为商业、服务业人员，其次为生产、运输设备操作人员及有关人员。2016 年与 2011年相比，商业、服务业人员占比增加，达到 62.56%，生产、运输设备操作人员及有关人员占比有所下降。流动人口就业的单位性质情况如图 3-3所示，占比最高的为个体工商户，2011 年、2016 年占比分别为 45.00%

和 42.04%，企业占比紧随其后。2011 年流动人口家庭每月总支出平均为 1992.09 元，家庭每月总收入平均为 4170.03 元；2016 年家庭每月总支出平均为 3425.74 元，家庭每月总收入平均为 6831.27，两者均增加，但支出增加的比例大于收入。

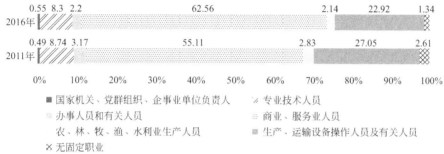

图 3-2　流动人口职业分布

数据来源：2011 年、2016 年"全国流动人口动态监测调查"。

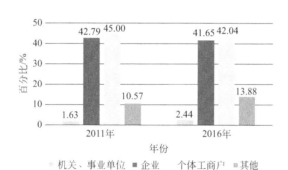

图 3-3　流动人口就业单位性质分布

数据来源：2011 年、2016 年"全国流动人口动态监测调查"。

三、社会保障和医疗保险情况

社会保障对流动人口生活质量的改善起着重要的作用，也对流动人口健康有重要影响。2011 年、2016 年流动人口社会保障参保情况如表 3-3 所示，流动人口社会保障整体参保率较低，参保率最高的为医疗保险，

2011 年、2016 年参保率分别为 81.53% 和 91.72%；其次为养老保险，
2011 年、2016 年参保率分别为 29.80% 和为 54.12%；再次为工伤保险，
2011 年、2016 年参保率分别为 18.10% 和为 21.84%；失业保险、生育保
险、住房公积金参保率均不足 20%。2016 年与 2011 年相比，各类社会保
障参保率均有所提高，但整体参保水平仍有待提高。

表 3-3　流动人口社会保障参保情况

社会保障	2011 年		2016 年	
	频数/n	百分比/%	频数/n	百分比/%
医疗保险	104357	81.53	153322	91.72
养老保险	38148	29.80	91462	54.12
工伤保险	23171	18.10	36905	21.84
失业保险	13080	10.22	32494	19.23
生育保险	9944	7.77	28793	17.04
住房公积金	6256	4.89	17155	10.15

数据来源：2011 年、2016 年"全国流动人口动态监测调查"。

　　我国的医疗保险主要分为城镇与农村两大体系。其中，农村医疗保险
体系主要为新型农村合作医疗保险，城镇医疗保险体系包括面向城镇职工
的城镇职工基本医疗保险以及面向城镇居民的城镇居民基本医疗保险和某
些地区推出的城乡居民合作医疗保险。基本医疗保险是医疗保障制度中最
基本、最重要的内容，是人人享有基本医疗服务的前提和保障，对保障流
动人口健康具有重要作用。流动人口参加医疗保险情况如表 3-4 所示，参
保率最高的是新型农村合作医疗保险，参保率为 63.18%，且 96.38% 流
动人口的新型农村合作医疗保险是在户籍地参保；其次为城镇职工医疗保
险，2016 年参保率为 16.98%；比例最低的为公费医疗，比例不足 1%；
此外，还有 4.47% 的流动人口参加了城乡居民合作医疗保险，城乡居民
合作医疗保险是城镇居民医疗保险和新型农村合作医疗保险并轨后的产
物，但调查结果显示，接近 80% 的城乡居民合作医疗保险是在户籍地参
保，一定程度上说明这项医疗保险与新型农村合作医疗保险类似，属于流

动人口在户籍地享有的医疗保险。

表 3-4　流动人口参加医疗保险情况

医疗保险	已参保		本地参保		户籍地参保		其他地方	
	频数 /n	百分比 /%	频数 /n	百分比 /%	频数 /n	百分比 /%	频数 /n	百分比 /%
新型农村合作医疗保险	106767	63.18	3698	3.46	102901	96.38	168	0.16
城镇职工医疗保险[①]	28702	16.98	24576	85.63	3119	10.87	1006	3.51
城镇居民医疗保险	9224	5.46	4715	51.12	4414	47.85	95	1.03
城乡居民合作医疗保险	7561	4.47	1533	20.28	5988	79.20	40	0.53
公费医疗	1068	0.63	688	64.42	310	29.03	70	6.55

①城镇职工医疗保险的"参保地点"有缺失。

数据来源：2016 年"全国流动人口动态监测调查"。

四、流动人口健康状况

根据 2016 年"全国流动人口动态监测调查"数据，我国流动人口自评健康状况较好，79.43% 的流动人口认为其健康水平好或者较好，仅有 1.3% 的流动人口认为其健康状况比较差，0.21% 的流动人口认为其健康状况差；流动人口慢性病患病率为 5.14%，其中 2.76% 的流动人口患有高血压，其次为心脏病，患病率为 0.89%，平均患病时间为 3.51 年。可以看出，我国流动人口整体健康水平较好（见表 3-5）。

表 3-5　流动人口健康状况

变量	取值	频数/n	百分比/%
自评健康	好	3567	41.69
	比较好	3299	37.74
	一般	1631	19.06
	比较差	111	1.30
	差	18	0.21

续表

变量	取值	频数/n	百分比/%
慢性病	患有慢性病	440	5.14
	高血压	236	2.76
	心脏病	76	0.89
	糖尿病	46	0.54
	脑血管疾病	38	0.44
	恶性肿瘤	7	0.08
	其他	153	1.79
患病时间/年	<1	116	26.36
	1～5 年	245	55.68
	>5	79	17.95

数据来源：2016 年"全国流动人口动态监测调查"。

注：本部分数据来源于 2016 年"全国流动人口动态监测调查"中的健康素养专项调查，最终有效样本为 8554 人。

根据 2015 年"全国流动人口动态监测调查"中"流动老人专题调查"的数据，我国流动老人自评健康也较好，只有 11.0% 的流动老人认为自己不健康，流动老人中患有糖尿病/高血压的比例为 22.32%，过去一年，患需住院疾病的比例为 9.81%，流动老人整体健康状况较好（见表 3-6）。

表 3-6   流动老人健康状况

变量	取值	频数/n	百分比/%
自评健康	健康	5465	44.97
	基本健康	5351	44.03
	不健康	1337	11.00
患有糖尿病/高血压	是	2713	22.32
	否	9440	77.68
患需住院疾病	是	1192	9.81
	否	10961	90.19

数据来源：2015 年"全国流动人口动态监测调查"中的"流动老人专题调查"。

第三节 | 讨论和建议

一、讨论

（一）流动人口以青壮年为主，老年人比例升高，卫生服务需求增加

一方面，流动人口以青壮年为主，在婚状态的比例较高，大量处于婚育期的流动人口，增加了对流入地卫生计生服务的需求；另一方面，流动人口平均年龄增加，老年人比例升高，而流动老人往往面临更多的健康问题，卫生服务需求增加。照顾子女或孙辈和务工经商是当前老年人口外出流动的主要原因，对于务工经商的流动老人来说，由于其受教育程度低、技能水平差，他们难以进入到各类新兴行业，只能在传统的建筑业、制造业等部门就业（段成荣，2019），这些行业往往工作环境较差、从业者面临更大的健康风险。对于照顾子女或孙子女的老人来说，其往往承担着照顾儿孙生活起居的任务，生活压力较大，健康水平较低。综上，大规模的青壮年流动人口和比例不断升高的流动老人，对卫生服务的需求增大，给流入地卫生服务提出了更高的要求。

（二）流动人口居住长期化、家庭化流动趋势明显，对流动人口基本公共卫生服务提出新的要求

从流动人口流动特征来看，流动人口人均流动时间增加，居住长期化趋势明显；非独自流动的比例高达 65.59%，且 85.78% 的非独自流动的流动人口与配偶一起流动，家庭化流动趋势明显；流动次数较少，居住稳定性提高。这些特征均表明流动人口在流入地的生活日趋稳定，对流入地基本公共卫生服务提出了新的要求。流动人口已经成为我国城市社会经济生活中的重要组成部分，但是由于长期以来城乡分割的二元户籍管理制

度，流动人口在公共服务等方面与城市居民存在很大的差距，这既不利于流动人口健康水平提高，也不利于流动人口的社会融合。

（三）流动人口社会保障水平低，异地就医需求高

研究表明，流动人口的养老保险、工伤保险、失业保险、生育保险、住房公积金参保率虽然有所提高，但整体水平仍较低。相较于户籍人口，流动人口的流动性更高，工作稳定性较差，面临着较大的失业风险和职业伤害风险，流动人口一旦失业或者受伤就意味着他们失去主要的生活来源，若没有失业保险和工伤保险的保障，将会对流动人口家庭产生严重影响，也不利于社会的稳定和发展。

研究表明，接近半数流动人口为跨省流动，这就造成了流动人口异地就医的需求增加。实践中，流动人口在户籍地参加新型农村合作医疗保险比例很高，但是新型农村合作医疗缴费比例低、补偿率较低，对流动人口的保障水平有限。且目前我国医疗保险实施的是属地化管理，异地就医、结算、报销等方面存在诸多的问题与限制，对于大部分长距离跨省流动的流动人口来说，往返户籍地就医费时费力，有一定的现实困难。目前的医疗保障形式给流动人口带来了诸多不便，亟需针对流动人口完善当前的医保制度。

（四）流动人口健康状况较好，但健康风险高

研究表明，我国流动人口整体健康状况较好。但流动人口的受教育程度较低，健康意识较差；主要职业为商业、服务业人员以及生产、运输设备操作人员，其工作环境往往也较差；社会保障水平不高；具有流动性强、不稳定等特点；其面临着更高的健康风险。此外，流动老人的整体健康水平也较好，但大多数流动老人仍需要承担照顾家庭甚至工作的任务，其健康风险也较高。流动人口的健康状况关乎流入地与流出地人口的健康，亟需加大流动人口的健康教育和健康促进，积极预防流动人口健康问题，尤其是流动老人的健康问题。

二、建议

（一）重视流动人口卫生服务，增加流动人口卫生服务供给

新时期流动人口人群特征呈现出新的特点：平均年龄增加、流动老人比例升高、流动人口卫生服务需求增加。由于流动人口流动性强，其公共卫生服务需求往往被忽略。针对流动人口卫生服务需求，相关部门应给予高度重视。一方面，应将流动人口卫生服务纳入当地卫生服务体系，按照常住人口而非户籍人口配置卫生资源；同时，鼓励多方参与流动人口卫生服务供给，尤其是社会组织的参与，通过多方协作，以满足流动人口日益增长的卫生服务需求。

（二）流动人口服务对象由个体向家庭转变，促进流动人口社会融合

针对流动人口居住长期化、家庭化流动趋势，应转变流动人口卫生服务模式。首先，流动人口服务对象由个体转向家庭，以满足流动人口的多样化需求。针对流动家庭中婴幼儿照料、儿童保健、异地养老等问题，应尽快制定相关法律法规和政策措施，构建流动人口家庭化公共卫生服务体系。其次，应促进流动人口社会融合，按照属地管理、社区化管理的原则，为流动人口提供平等的基本公共卫生服务，将流动人口纳入基本公共卫生服务体系，提升流动人口的适应性和社会融合感。

（三）健全法律法规，完善社会保障制度

针对目前我国流动人口社会保障水平低、异地就医需求高、医保制度不完善的问题，首先应该从宏观政策方面保障流动人口社会福利，健全相关法律法规，完善流动人口服务与管理体制，做好顶层设计。其次，由于流动人口的异质性与复杂性，单一的社会保障方案难以满足不同类型流动人口的实际需要，因此，要鼓励多方参与流动人口社会保障，鼓励政府、

市场、社会组织多方联动，扩大社会保障覆盖面，让流动人口能够享受更多的社会福利和社会保障，实现社会公平正义。

针对医疗保险体系存在的异地就医困难问题，首先，要加强信息系统建设，搭建统一的医保信息平台，记录流动人口个人与医疗信息，统筹流动人口流入地和流出地医保，实现医保尤其是新型农村合作医疗保险异地就诊即时报销。其次，鼓励用人单位为流动人口购买医疗保险，提高其医疗保障水平。最后，针对流动人口的不同特征细分医疗保障制度的有效覆盖情况和政策内容，进一步细化针对流动人口中弱势群体的特殊政策。

（四）加强流动人口健康促进，倡导健康生活方式和行为

促进流动人口健康是"健康中国战略"的题中之义，也是流动人口不断提高自身健康水平的现实需求。由于流动人口整体受教育程度偏低，其健康意识较差，且面临着较高的健康风险，因此，加强健康教育和健康促进、倡导健康的生活方式和行为、提高流动人口卫生服务知晓率十分必要。一方面，要加强健康知识的宣传力度，在流动人口比较集中的工作场所和生活区域开展健康教育和健康促进活动；另一方面，要创新宣传方式，针对流动人口特点，充分利用新型媒体等传播途径；此外，宣传内容要有针对性，内容要通俗易懂，针对流动人口常见的职业风险进行预防指导。

第四章

流动人口基本公共卫生服务管理

第一节 | 引言

一、研究目的

当前针对流动人口的政策体系大都是建立在流动人口终会回乡的假设之上的，体现出"重就业、轻服务""重经济、轻保障"等特征，当大部分流动人口，特别是新生代的流动人口不再回到农村，而将长期居住在流入城市时，包括社保福利等很多相关的政策都需要重新考虑（段成荣等，2013）。大规模的流动人口在一定程度上会给流入地基本公共卫生服务管理工作带来挑战和压力。

基于现有文献的研究对比，可以发现，在关于流动人口基本公共卫生服务的研究中，研究视角基本处于二分化的状态，一些研究聚焦于流动人口基本公共卫生服务接受的现状及其存在的问题，对此提出提高流动人口基本公共卫生服务质量。另一些研究则仅关注流动人口基本公共卫生服务在服务提供机构中的发展，流动人口基本公共卫生服务在政策层面得到了发展和完善。因此在已有的研究中，甚至在实际情况中，流动人口基本公共卫生服务的供需双方是割裂的。供需双方尚未达到较为契合的状态，服务供方提供了多方面的服务，但对服务需求者而言，某些服务供应过量，并未发挥其该有的作用，而另有一些服务却严重不足。

从供方来看，主要问题在于流动人口聚居区的基础设施建设不足、制度安排缺乏合理性、缺乏互通的信息平台、反馈机制尚未形成；从需方来看，主要问题在于流动人口寻求服务的主动性不足，对卫生、健康知识的需求途径与卫生服务机构的提供途径不一致，接受基本公共卫生服务存在较大的被动性，流动人口缺乏疾病预防意识。正是由于供需双方存在这些问题，在两者之间未形成良好的基本公共卫生服务机制，导致流动人口基本公共卫生服务利用率难以提高。

通过本研究，有助于深入发掘流动人口基本公共卫生服务管理实践中存在的问题，有效评价国家基本公共卫生服务项目的实施成效，有针对性地进行调整和改善，从而促进流动人口基本公共卫生服务利用。同时，流动人口数量庞大，如果流动人口这一庞大群体的健康权益得不到维护和保障，也会在一定程度上影响其流入城市的公共卫生和经济发展。因此，研究流动人口的基本公共卫生服务管理实践模式，具有必要性与现实意义。

二、资料与方法

本研究采用的资料主要是定性资料，主要来自两部分。第一，针对流动人口基本公共卫生服务供方及需方进行深入访谈获得的资料，供方是指提供基本公共卫生服务的工作人员，需方是指接受基本公共卫生服务的流动人口。首先结合已有文献和本研究需求形成访谈方案和访谈提纲，访谈地点主要是北京市一些流动人口聚居区域，访谈对象为在这些地区生活工作的流动人口、街道和社区有关工作人员，访谈内容主要围绕需方对基本公共卫生服务的获得情况和评价、对基本公共卫生服务的需求，以及供方提供基本公共卫生服务的情况和存在的问题等展开。第二，采用文献研究的方法，分析不同城市流动人口的基本公共卫生服务模式、内容、实施过程中存在的问题，从而形成对流动人口基本公共卫生服务模式的经验启示。总结各地在流动人口基本公共卫生服务管理过程中从制度和机制层面进行的服务模式创新，如"信息交流共享""片医负责制""专门化"等各有特色的流动人口基本公共卫生服务模式。

第二节 流动人口基本公共卫生
服务管理现状及需求分析

流动人口在流入地基本公共卫生服务的获取依赖于流入地区基本公共

卫生服务的提供和管理。随着流动人口占流入地总人口比例的上升，其基本公共卫生服务需求必将扩大且呈现出依托于人群、多样化等的特征。北京市是国家基本公共卫生服务项目重点实施城市，流动人口数量持续增长且具有向常住人口转变的趋势，这对其基本公共卫生服务的提供与管理提出了挑战。因此，本部分研究以北京市流动人口基本公共卫生服务管理与需求分析为例，探究流动人口在流入地的基本公共卫生服务管理现状和需求变化情况。

一、流动人口基本公共卫生服务管理现状

（一）基本情况

北京作为全国政治中心和经济快速发展地区，自改革开放以来，便是流动人口流入意向较高的地区。自 2000 年到 2018 年，北京市的流动人口数量在经历长期快速增长后开始进入调整期，从 2000 年的 256.8 万逐年上升到 2015 年的 822.6 万后逐渐下降，2018 年底，北京市流动人口数量为 764.6 万，占常住人口的 35.5%❶。随着流动人口数量的增加，流入地基本公共卫生服务仍依赖于户籍提供的制度逐渐偏离了其改善居民健康状况的初衷，而将卫生问题突出、基本公共卫生服务可及性和可获得性差、更容易暴露在传染病和职业病等危险因素下的流动人口排除在服务对象之外，不仅不能有效改善人群健康状况，而且给城市基本公共卫生服务管理和城市发展带来了严峻的挑战。

北京作为基本公共卫生服务项目实施的重点地区。服务机构和人员设置方面，其基本公共卫生服务主要依托于基层医疗机构展开，如社区卫生服务中心、社区卫生服务站和村卫生室。据 2018 年北京市卫生健康事业发展统计公报显示，机构设置和人员配置方面，2018 年，北京市基层卫

---

❶ 数据来源于北京市统计局，根据人口抽样调查数据推算。http://tjj.beijing.gov.cn/tjsj/zxdcsj/rkcydc/xts_4598/201905/t20190517_171206.html. 2019-05-17/2020-03-24.

生服务机构总数达 10092 个，包含社区卫生服务中心（站）2079 个，门诊部 1268 个，诊所、卫生所、医务室 4132 个，村卫生室 2613 个，基本上能够覆盖城乡；社区卫生服务中心（站）人员数达 37168 人（包括卫生人员和卫技人员），乡村医生和卫生员 2977 人，人员配备充足❶。服务内容方面，北京市基于国家基本公共卫生服务内容，进行了细化，并对每一项服务内容都进行了规范化的操作说明，有利于提高基本公共卫生服务的提供质量和利用质量。

从人群特征上看，流动人口居住地到卫生服务机构的距离以及流动人口的年龄、居住地区等都会影响流动人口流入地基本公共卫生服务的利用。如，北京市流动人口居住地距离卫生服务机构较近，流动人口接受卫生服务较为便捷，卫生服务需求基本得到满足；流动儿童基本公共卫生服务状况较好，流动儿童基本上接种了所有计划内的免疫疫苗，服务较为规范；城市中心区的流动人口居住环境卫生状况相对较好，但与本地户籍居民相比仍有差距，而城乡结合部的流动人口生活环境卫生状况堪忧，居住空间拥挤，生活废水等在居住地随意倾倒，导致人口密度较高的聚居区存在较多的疾病卫生隐患，疾病感染的风险也相应增大。

（二）供方管理现状及问题

在供方管理现状方面，北京市卫生服务机构利用了流动人口聚居的优势，进行了区域化的服务管理，以区域为单位为流动人口提供建立健康档案、健康教育、健康体检等基本公共卫生服务，增强了他们的健康意识，一定程度上改善了区域内流动人口的卫生和健康状况。

但仍然存在着一些问题。首先是在流动人口聚居区域的基础设施建设不足，如生活废水处理、垃圾处理、住房安全等基本卫生问题并未得到较好的解决，流动人口依然生活在卫生状况和居住条件较差的环境中，面临

---

❶　北京市卫生健康委员会. 2018 年北京市卫生健康事业发展统计公报 ［EB/OL］. http：// www. phic. org. cn/tjsj/wstjgb/201902/P020190226619676467745. pdf. 2019-02-26/2020-03-24.

着更多的疾病和卫生风险。其次是流动人口基本公共卫生服务管理制度安排缺乏合理性，表现在一方面没有专门针对流动人口的卫生服务机构，使得很多基本公共卫生服务很难落实到位；另一方面卫生服务人员的管理机制存在问题，缺乏合理的激励和奖励机制，容易出现消极态度和畏难情绪，导致流动人口难以接受到高质量和全面的基本公共卫生服务。再次是基本公共卫生服务系统缺乏互通的信息平台，使得各级医院和卫生服务机构信息阻断，容易出现死档率偏高、异地获取服务困难等问题。最后是缺乏完善的流动人口基本公共卫生服务反馈机制，使得评估结果无法体现流动人口所获取的实际效用，导致供需双方的信息脱节，阻碍基本公共卫生服务提供的进一步完善和细化。

（三）需方接受现状及问题

从需方接受现状来看，流动人口的基本公共卫生服务可及性总体水平较低。仅有 0～6 岁儿童健康管理和预防接种服务状况相对较好，预防接种建卡率和适龄免费疫苗接种率达到了基本公共服务体系"十二五"规划中基本医疗卫生服务国家标准的要求❶。其他服务项目覆盖率多偏低或存在高低不均，其中健康档案建档率不足十分之一，接受了健康教育和在一年内有健康体检的流动人口比例居中，但仍不足一半。孕产妇管理中，仅有孕产妇保健手册建册率达到了国家基本公共卫生服务项目规定的要求。北京市流动人口基本公共卫生服务可及性状况见图4-1。

总体上看，流动人口基本公共卫生服务虽有少数项目服务接受状况良好，如体检意识有所提高、儿童健康管理和预防接种服务利用率较高，但仍存在较多的问题。首先是流动人口获取基本公共卫生服务的主动性不足，如对建立健康档案、接受健康教育等基础项目的重视度不够，对本可以享受的基本公共卫生服务项目缺乏关注，健康意识有待提高。其次是流

---

❶ 国务院办公厅.国务院关于印发国家基本公共服务体系"十二五"规划的通知.[EB/OL].
http：//www.gov.cn/zwgk/2012-07/20/content _ 2187242.htm. 2012-07-11/2020-03-08.

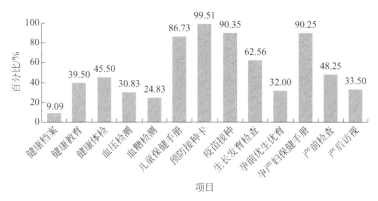

图 4-1 北京市流动人口基本公共卫生服务可及性状况

注：数据来自 2015 年流动人口卫生计生专项调查数据。

动人口作为需方，其希望获取服务的途径与供方提供的途径存在偏差，流动人口更多通过网络自主查询和询问来获取相关信息，而不是依赖于相关卫生服务机构主动提供。再次是流动人口以被动方式接受基本公共卫生服务，导致不上门就诊和寻求帮助的流动人口很难被纳入健康档案的建立范畴，服务体验较差。最后是流动人口缺乏疾病预防知识，对卫生和健康的重视程度不够，对获取基本公共卫生服务也不够重视，导致其更容易暴露于危险因素中，成为某些疾病的易感人群。

二、流动人口基本公共卫生服务需求分析

（一）基本公共卫生服务需求现状

通过对北京市流动人口基本公共卫生服务供方提供和需方接受现状和问题的分析，发现北京市流动人口对基本公共卫生服务的需求仍有较大缺口。表现在：一是流动人口缺乏寻求健康信息的主动性，仅有 20％左右的流动人口会经常主动的寻求健康相关信息，且女性和受教育程度较高的流动人口主动寻求服务的比例较高，仍有很大部分流动人口群体存在较大

的基本公共卫生服务需求，且部分需求还有待激发；二是由于供需双方对服务的提供和需求不对称，双方存在不协调问题，服务提供方对流动人口的需求缺乏了解，流动人口接受方也缺乏对供方的反馈，所以仍有较多需求未被识别，使得难以对症下药、有针对性地改善流动人口基本公共卫生服务现状。

（二）基本公共卫生服务需求内容

流动人口由于受教育程度偏低、职业地位较为低下，在职业卫生及防护方面的知识水平较低、自我保护意识薄弱，所得到的职业卫生服务更是较少，且往往没有定期的职业相关体检，缺少必要的防护措施，这对其个人健康及未来生活都造成了潜在的安全隐患。此外，流动人口由于其流动特性和不稳定性，较容易暴露在传染病、职业病等危险因素下，且获取医疗卫生服务的能力和可及性差于本地居民，因此，北京市流动人口对传染病防治、高血压等慢性病防治、心理健康、生育与避孕、职业安全与健康等各项基本公共卫生服务均有较多的服务需求，其中对传染病防治和职业安全卫生服务的需求量最大。

（三）基本公共卫生服务需求实现途径

流动人口存在着较多的基本公共卫生服务需求，有效的需求实现途径对服务有效性和实施效果至关重要。随着多媒体的发展，基本公共卫生服务实施朝着多元化发展，但流动人口参与率并不高，反映出目前常用服务形式缺乏有效性和针对性。且随着流动人口人群特征年轻化，电视、上网等新型传媒是北京市流动人口希望获得公共卫生和健康服务的主要途径。此外，流动人口基本公共卫生服务供需途径存在分歧，卫生服务机构多通过一些传统途径来提供基本公共卫生服务，而流动人口更希望通过电视和网络获取健康教育等的服务，导致流动人口的基本公共卫生服务处于被动状况，难以调动流动人口寻求基本公共卫生服务的积极性和主动性。

第三节 | 流动人口基本公共卫生服务模式

一、北京市流动人口基本公共卫生服务模式

北京市流动人口基本公共卫生服务模式取得了一定的成效，但在具体服务模式方面仍存在较多的问题，亟待改善和提高，如常见的"坐堂式"和"隔断式"服务模式。

（一）"坐堂式"服务模式

研究发现，北京市流动人口基本公共卫生服务管理基本处于一种被动的状态。基本公共卫生服务的提供多为"坐堂式"的服务管理方式，需要流动人口主动寻求基本公共卫生服务，这种卫生服务机构的被动性主要体现在两个方面。一是流动人口基本信息的采集。在流动人口信息采集过程中，卫生服务机构极少主动上门入户，多在流动人口主动寻求卫生服务时，卫生服务机构才能获得相关信息，因此造成了很多重漏问题，导致对流动人口信息把握的偏倚和不全面。二是流动人口基本公共卫生服务的提供。卫生服务机构多是以"坐着等"的方式向流动人口提供基本公共卫生服务，"坐堂"等待式的服务方式也是流动人口基本公共卫生服务利用度较低的原因之一。

此外，卫生服务管理机构多仅将本地常住人口纳入基本公共卫生服务提供的范畴，进行人员统计和质量控制，而流动人口由于流动性较强，成为卫生服务管理机构容易忽略和难以掌控的部分人群。

（二）"隔断式"服务模式

流动人口进入城市居住于某一社区之中，接受这一社区管理的同时享

受相关的服务。然而，社区与社区之间存在某种程度上的隔断性质，不同区域之间信息的共享、服务的共用存在诸多不便，甚至各自划清界限，只负责本区内已登记常住人口的服务管理。流动人口由于流动性较强，经常跨区域生活和工作，在各个区域内难以达到"常住人口"的登记标准，而基本公共卫生服务经费是以本地常住人口数为基础进行配置的，这就将城市中跨区域生活和工作的流动人口排除在资源配置之外了。

二、上海市（浦东新区）流动人口基本公共卫生服务模式

上海市地处长江入海口，作为长三角中心都市，是我国重要的经济、科技和金融中心之一，经济社会发展程度位居我国前列，城市地位和发展程度与北京市相近。调查所涉及的浦东新区地处上海市黄浦江东岸，位于我国沿海经济开放带的中心和长江入海口的汇合处。经济总量占上海市全市的三成，是上海市经济高速增长的重要增长点。上海市在流动人口基本公共卫生服务管理方面做出了很多有益尝试，在服务模式上也积累了一定经验。

（一）"本土化"服务模式

上海市在流动人口基本公共卫生服务管理过程中除了根据相关法律法规、政策文件开展工作之外，还针对其自身特点，采取了一些具有地方特色的政策措施。一方面是针对本地区流动人口的基本特征，细化了国家基本公共卫生服务的内容，关注重点人群和重点项目。另一方面是结合地区的优势资源，基于已有的基本公共卫生服务模式进行创新实践，积极探索出了更适合本地区的"社区与医院强强联合"新型全方位健康管理模式。

上海市对自身工作进行了新的规划与部署，特别是有针对性地将流动人口重点人群（孕产妇、儿童、老年人）纳入到服务管理体系中进行重点管理与服务，不再仅仅局限于常住人口。浦东新区将基本公共卫生服务类别重新整合分类，确定了 14 大类、122 小项（当时国家基本公共卫生服务项目为 12 大类）具体内容开展实施，细分出学校（托管机构）卫生保

健大类共 6 项，对民工子弟学校、流动儿童看护点进行重点监管。

上海市浦东新区三林镇社区卫生服务中心联合上海交通大学医学院，在中心内试行 C4H8 健康管理模式，依托建立的妇女、儿童、老年和慢性病四个健康家园，坚持"检查、评估、干预、评价"四个首尾相连的管理环节，运用生命体征监测设备、常规身体指标测量设备（主要测量身高、体重、胸围、腰围等）、脂肪测定设备、视力检查设备、骨密度测量设备、肺功能检查设备、中医自测设备、心理自测设备八个设备模块开展全方位的健康管理。

（二）"全民化""主动上门"服务模式

上海市在落实基本公共卫生服务政策的过程中，一些服务项目去除了流动人口与常住人口的差别化对待，推行全民服务，扩展了基本公共卫生服务范围。同时，针对流动人口流动性强，并且缺乏寻求服务主动性的特点，上海市相关部门在开展基本公共卫生服务管理工作过程中，注重提供服务的主动性。主动联系流动人口并提供服务，有助于提高流动人口基本公共卫生服务利用度。

上海市浦东新区对前往社区卫生服务中心就诊的个体进行无差别电子建档，并不区分常住人口和流动人口，目的是为其今后享受服务提供便利。目前，上海市正在逐步建立完整的家庭医生体系，为包括流动人口在内的辖区人口提供妇幼保健服务。由社区牵头，及时联系流动孕产妇，为其提供孕前、产前检查及产后访视等服务。

上海市在基本公共卫生服务管理过程中，服务管理机构主动为流动人口提供服务，并将流动人口与常住人口去差别化对待，改善了流动人口在基本公共卫生服务过程中的被动弱势状况。

三、成都市（双流县）流动人口基本公共卫生服务模式

成都市城市形态与北京市类似，均属于同心圆结构扩张，经济社会发

展水平均属于区域龙头。双流县地处成都规划的"天府新区"核心区域，位于城市南向发展的中心地带。该县也是成都机场所在地，交通便利，近年来经济社会稳步快速发展，人民生活水平也日益提高。成都市双流县在流动人口基本公共卫生服务管理过程中，形成了独具特色的服务模式。

（一）"走出去"服务模式

成都市在提供基本公共卫生服务的过程中，为了更好地为市民提供相关服务，根据地区实际情况，对服务形式和服务方式进行不断创新。在服务方式上，成都市转变传统的服务方式，变被动为主动。

目前成都市针对流动人口的妇幼保健服务，除了以往的在医疗卫生或计生服务机构中"坐等"有需求的个体上门，也尝试转变传统的服务方式，由"我等你"变为"我找你"，由"坐着等"变为"走着找"，强化对流动人口中儿童、孕产妇等特殊群体的系统管理。以成都市双流县东升街道卫生服务中心为例，该中心针对辖区内的流动人口采用主动搜索机制，除对前来就医的流动孕产妇、流动儿童提供建档、计划免疫等服务以外，还会发动社区护士、社区工作者对辖区内流动孕产妇和流动儿童进行搜索登记，及时提供相关服务。

（二）"网络化"服务模式

成都市在流动人口基本公共卫生服务管理过程中，注重通过搭建服务管理网络和平台，将流动人口基本公共卫生信息网络化、系统化、综合化和动态化，以达到对流动人口基本公共卫生信息的全面掌握，更好地服务于流动人口。

成都市已经建成了县—镇（街道）—村（社区）三级服务管理网络，采用主动搜索机制和接诊登记相结合的方式收集流动人口信息。各村（社区）卫生站作为基本公共卫生服务工作的基层网底，每周主动收集、分析、汇总辖区内流动人口的情况，并将采集到的信息提交至所辖区域的社区卫生服务中心。各级基本公共卫生服务机构对主动到机构接受服务的流动人口建立信息卡和健康档案，采用短信提示和当面告知等方式对其健康状况进行动态随访和管理。

卫生与计生部门，从工作实际出发，建立了多套信息系统，将流动人口计划生育与卫生服务的相关信息录入系统，在一定范围内实现了联网共享。

成都市双流县在计划生育服务站，针对育龄妇女，特别是孕妇，采用流动人口服务管理系统等软件对孕产妇的各项检查和生理指标进行管理；基层社区卫生服务中心建立全市范围的孕产妇"一卡通"信息共享网络，每一名在社区卫生服务中心就诊检查的孕产妇的相关信息都会被录入系统进行精准管理。同时，新生儿及适龄儿童疾病预防、健保的相关信息也被纳入了这一信息管理系统。社区卫生服务中心根据系统内的信息及时通知家长带孩子前来健康检查、接种疫苗，并通过系统自动分析新生儿生长发育状况并给出指导；疾病预防控制中心也建立了"金维信"系统，在全市范围内对计划免疫情况开展了长期的数据收集与检测工作。

四、其他城市流动人口基本公共卫生服务模式

除了北京、上海和成都，其他城市也有部分政策措施具有显著特点，本研究在综合考察多个城市（重庆市、大连市、郑州市、南京市等）流动人口基本公共卫生服务管理政策措施的基础上，总结了这些城市流动人口基本公共卫生服务模式内容。这些城市在流动人口基本公共卫生服务管理过程中，针对存在的诸多问题，从制度和机制层面上进行了服务模式的创新，提出了"信息交流共享""片医负责制""专门化"等各有特色的流动人口基本公共卫生服务模式。

（一）"信息交流共享"服务模式

在我国流动人口管理过程中，多部门会对这一群体的基本信息进行采集，例如公安系统和计生系统等通过系统内部渠道采集流动人口信息，而

收集的信息并不能得到很好的共享，这一情况导致的直接结果是信息重复
采集，多部门轮番对流动人口的访问导致了流动人口对个人信息登记的抗
拒。同时，由于管理部门的工作领域和职责不同，信息采集并无统一的口
径，所获得的信息也不便于共享，形成了一个个互不联通的"信息孤岛"，
在各自部门内或多或少都存在遗漏的人群，尤其是新近开始流动和频繁流
动的人口，没有实现真正的信息互补，难以提高采集信息的准确性。

针对流动人口信息多部门重复采集、口径不统一、信息不互通等问
题，重庆市和辽宁省大连市在推进基本公共卫生服务均等化过程中努力尝
试跨部门信息共享，形成了人口计生、公安、综合治理、教育等多部门流
动人口"信息交流共享"服务模式。

（二）"片医负责制"服务模式

"片医负责制"是在流动人口基本公共卫生管理和服务过程中形成的
一种社区卫生服务模式，"将管理责任进行网格化、地图式聚焦"，由卫生
服务机构的工作人员组成小组，负责为某一划定片区内一定数量的居民主
动提供基本公共卫生服务。这种方式与流动人口属地化管理类似，也借鉴
了相应的网格化管理经验，使得医疗卫生服务的工作人员在确定的职责范
围内提高服务的针对性和服务质量；也使得对流动人口强化管理的同时，
改善对这一人群的服务。这一模式也在一定程度上解决了流动人口流动性
强所导致的依从性差的问题，明确将流动人口集中区域纳入了服务范围。

河南省郑州市在全国率先推行的"片医负责制"社区卫生服务模式，
改变以往医疗卫生服务机构的"坐堂等待服务"为"外出上门服务"。不
同科室的医生组成小组，负责片区内1000～1500户居民，根据绘制的楼
宇图，落实"将管理责任进行网格化、地图式聚焦"。这一模式中明确将
流动人口集中的工地、企业、其他商业经营场所、城中村等全部纳入社区
卫生服务网格化管理之中，开展片医服务进社区、进门店、进学校、进工
地活动。

（三）"专门化"服务模式

流动人口大批涌入城市，事实上对城市卫生服务系统带来了很大的挑战。根据原有规定，落实基本公共卫生服务管理的花费按常住人口拨划，基层卫生服务机构工作人员的相关工作量也按照这一基数划定，但落实到流动人口中就存在诸多问题。实际上，作为一项公共服务，基本公共卫生服务需要大量的人力、物力、财力，若要强化为流动人口的服务管理工作，势必要为这一日益增长的庞大群体做出专门的制度设计和安排，确保相应的资源能够筹集调拨到位，否则政策目标难以实现。

为了解决基本公共卫生服务管理资源分配不合理的问题，广东省东莞市和山东省青岛市的实践中有较为明确和具有针对性的解决方案。两市都将常住人口作为提供基本公共卫生服务的对象，成立了专门的服务管理机构。在此基础上根据流动人口规模配备了专职工作人员，将流动人口服务管理资金纳入到财政的预算中，出台了相应的制度措施，保证了"有机构理事、有人员做事、有经费办事、有制度管事"，有效地为流动人口提供基本公共卫生服务。

第四节 | 讨论和建议

经过对北京、上海、成都等多个城市流动人口基本公共卫生服务模式的分析，本研究将总结出这些城市对于完善流动人口基本公共卫生服务模式的经验借鉴。

一、转变传统服务模式，变被动为主动

针对"坐堂式"的被动服务模式，可以借鉴其他城市"走出去"的主动服务模式。第一，转变传统的服务模式，增加"主动搜索"机制，开展

走访式、上门式服务，提升流动人口基本公共卫生服务可及性，增强流动人口依从性，将流动人口基本公共卫生服务落到实处。第二，进一步完善绩效激励制度，让薪酬制度更能体现对人力资本消耗的回报，在合理测算人员经费的基础上，优化评估方案，根据实际工作量和质量决定薪酬水平，真正体现多劳多得，确保在人口流入增大服务负担的情况下不降低服务提供者的积极性。第三，设立专项资源和专门机构，为流动人口基本公共卫生服务设立财政经费预算，配备专门的服务机构和专职工作人员，可以更好地将"被动"服务模式转变为"主动"服务模式。

二、打破片区隔断壁垒，加强合作交流

针对"隔断式"的服务模式，可以借鉴其他城市"网络化"服务模式经验，打破片区隔断壁垒，加强合作交流。第一，构建层级分明、职责清晰的服务网络，将流动人口基本公共卫生服务落实到位的职责分工明晰化。第二，形成统一的信息管理平台，强化对流动人口的跟踪服务，改善服务的可及性和服务管理效率。第三，加强人口计生、公安、综合治理、教育等多部门之间和各个负责流动人口基本公共卫生服务的社区基层机构之间的信息交流互通，实现一定范围内的信息资源跨系统、跨区域共享，可以更好地解决流动人口流动性强、信息跟踪困难的问题。

三、建立信息反馈机制，打造供需双方沟通桥梁

针对流动人口基本公共卫生服务供需不对称的问题，可以借鉴其他城市的服务模式经验，通过建立信息反馈机制，打造流动人口基本公共卫生服务供需双方的沟通桥梁。首先，要根据本地区流动人口的基本特征，建立符合本地区流动人口基本公共卫生服务需求的服务模式，并在调查和信息跟踪的基础上进行完善。其次，建立专门的服务反馈机制，主动收集流动人口在基本公共卫生服务过程中的反馈意见，理清流动人口基本公共卫

生服务需求与提供之间的矛盾和分歧，并进行相应的调整和完善。以此循环往复，一方面可以增强流动人口本身对基本公共卫生服务决策的参与感，提高其寻求基本公共卫生服务的针对性，另一方面也是对基本公共卫生服务模式的进一步完善。

四、细化服务项目，厘定政策主体责任

细化基本公共卫生服务内容，针对流动人口的特殊性，因地制宜地厘定政策主体的服务管理责任，强化服务管理效果。第一，针对流动人口流动性强、社会融入程度低的特点，强化属地管理，转变服务模式，通过采取专人专项专片负责的形式，将流动人口基本公共卫生服务落到实处。第二，在属地化管理、专人负责的基础上，明确流动人口工作单位在健康体检、健康教育、慢性病防治、流行病防治、妇女健康管理、职业卫生等方面的协助义务和辅助责任，加强卫生服务管理机构与流动人口之间的联系。第三，对现行的《国家基本公共卫生服务规范》进行细化分配，针对流动人口明确操作方案和基本要求。要基于项目的实际情况制定统一的绩效考核标准，不同项目依循开展的难易程度和实际工作量加以区分，实际上同样也是明确政策主体的责任。

第五章

流动人口流入地基本公共卫生服务利用

第一节 ｜ 引言

一、研究目的

随着流动人口规模的逐渐增大，其在流入地的公共服务利用和社会融入越来越受到关注。由于户籍制度等的限制，流动人口的公共服务利用现状和本地居民存在较大的差距，这种差距在卫生和健康领域尤为明显（杨昕，2018）。流动人口作为接受基本公共卫生服务的弱势群体和困难人群，其基本公共卫生服务利用状况不仅关系到一部分人群健康水平的提高，也关系到流入地医疗和健康服务相关资源配置和基本公共卫生服务均等化目标的实现，更关系到社会的长期稳定与和谐发展。

本章节旨在了解流动人口在流入地的基本公共卫生服务利用现状，并分析流动人口流入地基本公共卫生服务利用的影响因素，同时针对流动人口公共卫生服务利用存在的问题进行讨论并提出改善建议，为提高流动人口健康素养、改善流动人口流入地基本公共卫生服务利用状况、提升流动人口健康水平提供参考依据。

二、资料与方法

本部分研究采用"2016 年全国流动人口卫生计生动态监测调查"数据，纳入研究有效样本 169000 人。研究方法和研究内容主要包括三部分：首先，采用描述性统计分析方法对流动人口流入地基本公共卫生服务利用现状进行分析，包括健康档案、健康教育、疫苗接种、产前检查、产后访视、优生检查、计生服务等服务项目的利用状况；其次，采用二元 logistic 回归对流动人口流入地上述基本公共卫生服务利用的影响因素进行分析；最后，针对流动人口流入地基本公共卫生服务利用现状及其影响因素进行讨论并提出建议。

以流动人口的性别、年龄、受教育程度、户口、婚姻状况、流动范围和流动时间为自变量，以健康档案、健康教育、疫苗接种、产前检查、产后访视、优生检查、计生服务等基本公共卫生服务的利用状况为因变量，进行流动人口流入地基本公共卫生服务利用及影响因素分析，变量及其赋值情况见表 5-1。

表 5-1　流动人口流入地基本公共卫生服务利用变量赋值

变量	赋值
性别	0＝男，1＝女
年龄	1＝20 岁以下，2＝20～29 岁，3＝30～39 岁，4＝40～49 岁，5＝50～59 岁，6＝60 岁及以上
受教育程度	1＝小学及以下，2＝初中，3＝高中/中专/大专，4＝大学及以上
户口	0＝非农业，1＝农业
婚姻状况	0＝不在婚（包括未婚、离婚、丧偶、同居），1＝在婚（包括初婚、再婚）
流动范围	1＝跨省，2＝省内跨市，3＝市内跨县
流动时间	1＝1 年及以下，2＝2～5 年，3＝6～10 年，4＝11 年及以上
健康档案	0＝否，1＝是
健康教育	0＝否，1＝是
疫苗接种	0＝否，1＝是
产前检查	0＝否，1＝是
产后访视	0＝否，1＝是
优生检查	0＝否，1＝是
计生服务	0＝否，1＝是

第二节 流动人口流入地基本公共卫生服务利用及影响因素研究

一、建立健康档案现状及影响因素分析

（一）建立健康档案现状

健康档案的建立是其他基本公共卫生服务项目顺利开展的基础和重要保证，研究结果显示（表 5-2），2016 年流动人口在流入地成功建立健康档案的比例并不高，仅有 38.44％的流动人口表示已经建立了健康档案，超过 50％的流动人口没有在流入地居住的社区建立健康档案，建档率偏低。此外，流动人口对于健康档案的知晓率也较低，有 26％的流动人口表示没听说过居民健康档案，还有 13.18％的流动人口表示对建立居民健康档案的事情并不清楚，一定程度上显示了居民健康档案服务宣传不到位、流动人口健康档案建档意识和健康意识薄弱等问题。

表 5-2　2016 年流动人口流入地建立健康档案现状

	取值	频数/n	百分比/％
健康档案建立现状	是，已经建立	64957	38.44
	没建，没听说过	43941	26.00
	没建，但听说过	37824	22.38
	不清楚	22278	13.18

（二）建立健康档案影响因素分析

本部分研究以"是否在现居住地建立健康档案"为因变量（0＝否，1＝是），以流动人口的年龄、性别、受教育程度、户口、婚姻状况、流动

范围、流动时间为自变量，采用 logistic 回归分析流动人口建立健康档案的影响因素，结果见表 5-3。

表 5-3 流动人口流入地建立健康档案影响因素分析

变量	取值	P 值	OR 值	95% CI	
性别	男（对照）				
	女	<0.01	1.18	1.15	1.20
年龄/岁	<20（对照）				
	20~29	0.12	1.06	0.98	1.14
	30~39	0.21	1.05	0.97	1.13
	40~49	0.06	1.07	1.00	1.16
	50~59	0.23	1.05	0.97	1.14
	≥60	<0.01	1.30	1.19	1.43
受教育程度	小学及以下（对照）				
	初中	<0.01	1.13	1.09	1.16
	高中/中专/大专	<0.01	1.29	1.24	1.33
	大学及以上	<0.01	1.43	1.35	1.50
户口	非农业（对照）				
	农业	0.74	1.00	0.98	1.03
婚姻状况	不在婚（对照）				
	在婚	<0.01	1.42	1.38	1.47
流动范围	跨省（对照）				
	省内跨市	<0.01	1.97	1.92	2.01
	市内跨县	<0.01	1.61	1.56	1.65
流动时间/年	≤1（对照）				
	2~5	<0.01	1.18	1.15	1.21
	6~10	<0.01	1.16	1.12	1.19
	≥11	<0.01	1.16	1.12	1.20

回归结果表明，性别、年龄、受教育程度、婚姻状况、流动范围和流动时间都会显著影响流动人口健康档案服务利用状况，具体表现在：女

性、60岁及以上、初中教育程度及以上、在婚、省市内流动、流动时间2年及以上的流动人口对健康档案服务的利用现状相对较好。

二、健康教育利用现状及影响因素分析

健康教育是提高流动人口健康意识和促进其健康状况改善的重要手段。本部分研究以"过去一年，您是否在现居住社区接受过以下方面的健康教育？"为分析变量，并以此来判断流动人口是否接受过健康教育，对上述健康教育项目只要接受过一种即判断为接受过健康教育，否则即为未接受过健康教育。

（一）健康教育服务利用现状

1.健康教育服务项目利用率

研究结果显示，流动人口中接受过健康教育的比例为88.52%，而没有接受过健康教育的仅占11.48%。其中，健康教育接受比例超过50%的为生殖与避孕/优生优育、性病/艾滋病防治、营养健康知识、控制吸烟四项，而有五项健康教育项目的接受率低于50%，按接受率从高到低依次为职业病防治、慢性病防治、结核病防治、防雾霾、精神障碍防治，其中精神障碍防治的健康教育接受比例不足20%（见表5-4）。

总体上看，近90%的流动人口在现居住社区至少接受过一项健康教育服务，流动人口流入地健康教育接受比例较高。但各健康教育项目接受的比例存在较大差异性，如性病/艾滋病防治、控烟、生殖健康等开展较早且重视程度较高的项目，健康教育接受比例较高，反之则低。

表 5-4　流动人口流入地健康教育服务利用现状

项目	频数/n	百分比/%
生殖与避孕/优生优育	109790	64.96
性病/艾滋病防治	85536	50.61

续表

项目	频数/n	百分比/%
营养健康知识	85391	50.53
控制吸烟	84514	50.01
职业病防治	60686	35.91
慢性病防治	60440	35.76
结核病防治	48674	28.80
防雾霾	36962	21.87
精神障碍防治	25422	15.04
接受过	149592	88.52

2. 健康教育服务接受项数情况

从健康教育服务接受项数看，有近 87.55% 的流动人口在流入地接受了两项及其以上的健康教育服务，接受 5～6 项健康教育的流动人口占 36.21%。总体上看，虽流动人口能在流入地或多或少地接受到健康教育，但项目间的接受状况存在差异，且接受健康教育的项目全面性也仍需改善（见表 5-5）。

表 5-5　流动人口流入地健康教育服务接受情况

接受项数	频数/n	百分比/%
≤1 项	21045	12.45
2～项	63564	37.61
3～项	23196	13.73
5～6 项	61195	36.21

3. 流入地健康教育服务接受方式

健康教育的服务方式对流动人口是否能接受到此项健康教育项目存在很大的影响，选择流动人口易于接触和接受的方式是增强流动人口健康意识、丰富健康知识的关键。研究结果显示，流动人口目前主要通过健康宣传资料、宣传栏、健康知识讲座三种方式接受健康知识，面对面咨询也发挥了一定作用，而从短信/微信、医生、网站处获取健康教育服务的占比较少（见表 5-6）。

表 5-6　流动人口流入地健康教育服务方式

项目	频数/n	百分比/%
宣传资料	133520	89.26
宣传栏	133282	89.10
健康知识讲座	73625	49.22
面对面咨询	42063	28.12
短信/微信	28412	18.99
医生传授	27551	18.42
网站咨询	13064	8.73

（二）健康教育服务利用影响因素分析

本部分研究以是否在现居住地接受过健康教育为因变量（0＝否，1＝是），以流动人口的性别、年龄、受教育程度、户口、婚姻状况、流动范围、流动时间为自变量，采用 logistic 回归分析流动人口健康教育服务利用状况的影响因素，结果见表 5-7。

表 5-7　流动人口流入地健康教育服务利用影响因素分析

变量	取值	P 值	OR 值	95% CI	
性别	男（对照）				
	女	<0.01	1.15	1.11	1.18
年龄/岁	<20（对照）				
	20～29	0.42	1.04	0.95	1.14
	30～39	0.06	1.10	1.00	1.22
	40～49	0.12	1.08	0.98	1.20
	50～59	0.26	0.94	0.84	1.05
	≥60	0.07	0.89	0.79	1.01

85

续表

变量	取值	P 值	OR 值	95% CI	
受教育程度	小学及以下（对照）				
	初中	<0.01	1.31	1.25	1.37
	高中/中专/大专	<0.01	1.52	1.44	1.60
	大学及以上	<0.01	1.27	1.18	1.37
户口	非农业（对照）				
	农业	0.79	0.99	0.95	1.04
婚姻状况	不在婚（对照）				
	在婚	<0.01	1.25	1.20	1.30
流动范围	跨省（对照）				
	省内跨市	<0.01	1.67	1.61	1.73
	市内跨县	<0.01	1.47	1.40	1.53
流动时间/年	≤1（对照）				
	2~5	<0.01	1.26	1.21	1.31
	6~10	<0.01	1.17	1.12	1.22
	≥11	<0.01	1.09	1.03	1.14

回归结果表明，性别、受教育程度、婚姻状况、流动范围、流动时间都会显著影响流动人口健康教育服务利用状况，表现在：女性、初中教育程度及以上、在婚、省市内流动、流动时间 2 年及以上流动人口对健康教育服务的利用现状相对较好。

三、子女疫苗接种服务利用现状

疫苗接种是儿童健康管理中的重要项目，在儿童传染病、流行病的防治工作中发挥着重要的作用。本部分以"子女是否接种目前年龄应该接种的国家规定免费疫苗"为分析变量，经描述性统计分析发现，流动人口的子女疫苗接种比例较高，达 97.57%，而仅有 2.43% 的流动人口子女没有接种或者记不清是否已经接种（见表 5-8）。由于流动人口子女疫苗接种服务利用率较高，因此本部分不再分析其疫苗接种服务利用的影响因素。

表 5-8　流动人口子女疫苗接种服务利用现状

是否接种	频数/n	百分比/%
是	41629	97.57
否	397	0.93
记不清	638	1.50

四、产前检查及产后访视服务利用现状及影响因素分析

（一）产前检查及产后访视服务利用现状

1. 产前检查服务利用现状

产前检查是孕产妇健康管理中的重要项目，对于提高孕产妇健康水平和全人群健康水平具有十分重要的意义。本部分以"母亲建立孕产妇档案的时间"和"最近一次生育期间是否接受产前检查"为评估流动人口产前检查项目利用现状的变量。结果显示，流动人口孕产妇生育子女期间建立了健康档案和接受过产前检查的比例较高，分别达 89.38% 和 99.2%，而仅有 10.62% 流动人口孕产妇没有建立健康档案（见表 5-9）。0.8% 的流动人口孕产妇在怀孕期间没有接受过产前检查，有 94.78% 的流动人口孕产妇接受了 3 次以上的产前检查（见表 5-10），孕产妇产前检查项目利用现状较好。

表 5-9　孕产妇健康档案建立情况

建立孕产妇健康档案时间	频数/n	百分比/%
怀孕 12 周内	13675	61.94
怀孕 13~27 周	5028	22.78

续表

建立孕产妇健康档案时间	频数/n	百分比/%
怀孕 28~40 周	1029	4.66
没有建档	2344	10.62

表 5-10　孕妇产前检查服务利用现状

产前检查服务利用次数	频数/n	百分比/%
0 次	176	0.80
1~2 次	974	4.42
3~4 次	4415	20.05
5 次及以上	16458	74.73

2. 产后访视服务利用现状

以"最近一次生育的 28 天后是否接受产后访视"和"最近一次生育的 42 天后是否接受健康检查"作为评估流动人口产后服务利用状况的变量，发现有 75.11% 的流动人口孕产妇在生育孩子之后接受了 28 天产后访视，有 83.81% 的流动人口孕产妇在产后 42 天接受了健康检查（见表 5-11）。总体上看，流动人口孕产妇产后 28 天访视和产后 42 天健康检查服务利用现状较好，但仍有一定比例的孕产妇未接受产后访视，未达到全人群基本覆盖的水平，其服务利用程度有待提高。

表 5-11　产后 28 天访视及 42 天健康检查服务利用现状

服务内容	分组	频数/n	百分比/%
产后 28 天访视	是	3109	75.11
	否	1030	24.89
产后 42 天健康检查	是	3469	83.81
	否	670	16.19

（二）产后访视服务利用影响因素分析

由于母亲建立健康档案和产前检查服务利用现状都较好，因此本部分仅对产后 28 天访视服务和 42 天健康检查服务利用的影响因素进行了分析。本部分研究以女性流动人口"是否接受过产后 28 天访视和 42 天健康检查"（0＝否，1＝是）为因变量，以其年龄、受教育程度、户口、婚姻状况、流动范围、流动时间为自变量，采用 logistic 回归分析流动人口产后 28 天访视和产后 42 天健康检查服务利用状况的影响因素，结果见表 5-12、表 5-13。

表 5-12　产后 28 天访视服务利用影响因素分析

变量	取值	P 值	OR 值	95% CI	
年龄/岁	＜20（对照）				
	20～29	0.91	0.97	0.55	1.69
	30～39	0.42	1.27	0.71	2.29
	40～49	0.05	0.39	0.15	0.99
受教育程度	小学及以下（对照）				
	初中	0.07	1.45	0.97	2.18
	高中/中专/大专	＜0.01	1.80	1.20	2.7
	大学及以上	＜0.01	2.51	1.60	3.96
户口	非农业（对照）				
	农业	0.07	0.83	0.68	1.01
婚姻状况	不在婚（对照）				
	在婚	＜0.01	1.80	1.14	2.83
流动范围	跨省（对照）				
	省内跨市	0.05	1.17	1.00	1.38
	市内跨县	0.71	0.96	0.78	1.18
流动时间/年	≤1（对照）				
	2～5	0.51	1.05	0.90	1.23
	6～10	0.25	1.17	0.90	1.52
	≥11	0.68	0.91	0.59	1.42

表 5-13　产后 42 天健康检查服务利用影响因素分析

变量	取值	P 值	OR 值	95％ CI	
年龄/岁	＜20（对照）				
	20～29	0.06	1.70	0.97	2.99
	30～39	＜0.01	2.43	1.33	4.45
	40～49	0.78	0.87	0.33	2.31
受教育程度	小学及以下（对照）				
	初中	0.40	1.21	0.77	1.90
	高中/中专/大专	＜0.01	1.90	1.21	2.99
	大学及以上	＜0.01	2.72	1.60	4.60
户口	非农业（对照）				
	农业	0.07	0.80	0.63	1.02
婚姻状况	不在婚（对照）				
	在婚	0.12	1.49	0.91	2.44
流动范围	跨省（对照）				
	省内跨市	0.88	1.01	0.84	1.23
	市内跨县	0.04	0.77	0.61	0.98
流动时间/年	≤1（对照）				
	2～5	0.55	1.06	0.88	1.27
	6～10	0.58	1.09	0.80	1.50
	≥11	0.45	0.82	0.49	1.37

　　由结果可知，年龄、受教育程度和婚姻状况会对流动人口产后 28 天访视服务和产后 42 天健康检查服务利用产生影响，相对而言，年轻、受教育程度较高的流动人口，其服务利用状况相对较好。

五、优生检查服务利用现状及其影响因素分析

（一）优生检查服务利用现状

　　孕前优生检查也是孕产妇健康管理中的重要项目。本部分研究以"是

否接受过国家提供的免费孕前优生检查"为分析变量，经描述性统计分析得出，育龄女性流动人口孕前优生检查接受比例仅为 54.22%，孕前优生检查服务利用状况并不乐观，仍有较大比例未接受过孕前优生检查服务（见表 5-14）。

表 5-14　流动人口孕前优生检查服务利用现状

孕前优生检查服务利用情况	频数/n	百分比/%
是	5295	54.22
否	4471	45.78

（二）优生检查服务利用影响因素分析

本部分研究以育龄女性流动人口是否接受过优生检查服务（0＝否，1＝是）为因变量，以其年龄、受教育程度、户口、流动范围、流动时间为自变量，采用 logistic 回归分析育龄女性流动人口优生检查服务利用状况的影响因素，结果见表 5-15。

表 5-15　流动人口优生检查服务利用影响因素分析

变量	取值	P 值	OR 值	95% CI	
年龄/岁	<20（对照）				
	20~29	<0.01	3.02	1.82	5.01
	30~39	<0.01	7.12	4.29	11.81
	40~49	<0.01	48.52	28.42	82.84
受教育程度	小学及以下（对照）				
	初中	<0.01	1.23	1.08	1.43
	高中/中专/大专	<0.01	1.69	1.47	1.96
	大学及以上	<0.01	2.94	2.44	3.45
户口	农业（对照）				
	非农业	<0.01	1.45	1.33	1.56

续表

变量	取值	P 值	OR 值	95% CI	
流动范围	跨省（对照）				
	省内跨市	<0.01	1.14	1.07	1.22
	市内跨县	<0.01	1.48	1.34	1.63
流动时间/年	≤1（对照）				
	2~5	<0.01	1.32	1.23	1.42
	6~10	<0.01	1.54	1.40	1.70
	≥11	<0.01	1.71	1.48	1.98

回归结果表明，年龄、受教育程度、户口、流动范围、流动时间都会显著影响育龄女性流动人口优生检查服务利用现状，表现为 20 岁及以上、初中教育程度及以上、非农业、省市内流动、流动时间 2 年及以上的育龄女性流动人口对优生检查服务的利用现状相对较好。

六、计划生育服务利用现状

计划生育服务项目利用现状方面的研究以"过去一年，您是否在本地接受过以下方面的计划生育服务？"为分析变量，并以此来判断育龄女性流动人口是否接受过计划生育服务，对上述计划生育服务项目只要接受过一种即判断为接受过计生服务，否则即为未接受过计生服务。

调查数据显示，在流入地接受过计划生育服务的育龄女性比例较高，达 99.78%，即有 99.78% 的育龄女性流动人口至少接受过一项计划生育服务，而仅有不到 1% 的人没有接受过计生服务（见表 5-16）。但不同计划生育服务项目接受比例存在较高的异质性，如接受过孕/环情检查和避孕套/药计生服务的育龄女性流动人口均超过了一半，而接受过上环/取环手术、皮埋放置/取出等计划生育卫生服务的育龄女性流动人口则较少，均不到 10%。由于育龄女性流动人口计划生育卫生服务的利用现状较好，因此不再对其影响因素进行分析。

表 5-16　流动人口计划生育服务利用现状

项目	频数/n	百分比/%
孕/环情检查	31744	62.83
避孕套/药	18981	59.67
结扎	97	27.95
上环手术	968	5.25
取环手术	472	2.56
人工流产	366	1.98
皮埋放置	24	0.13
皮埋取出	24	0.13
接受过	58778	99.78

第三节 ｜ 讨论和建议

一、讨论

综上所述，流动人口在流入地对基本公共卫生服务项目中的健康教育、子女疫苗接种、产前检查和计生服务项目利用现状较好，而对建立健康档案、产后访视、优生检查等项目的利用现状较差，且在健康教育和计生服务利用方面，不同项目之间表现出了较大的差异。流动人口在流入地基本公共卫生服务项目利用方面存在以下问题。

（一）流动人口健康档案建档率偏低，死档问题严重

流动人口在流入地的健康档案建立现状仍然不容乐观，体现在以下三方面：一是流动人口健康档案建档率偏低，仅有 38.44% 的流动人口建立了健康档案，远远未达到国家规定的健康档案建档率达到 85% 的标准；

二是健康档案知晓率偏低，仍有很大比例的流动人口没有听说过健康档案相关信息，说明相关部门对健康档案的宣传不到位，流动人口对健康档案相关信息了解情况较差；三是死档问题严重，由于流动人口缺乏获取基本公共卫生服务的反馈机制，且基本公共卫生服务相关部分缺乏互联互通的统一信息平台，导致流动人口发生再次流动后无法在流入地使用健康档案服务，也难以进行协调。

（二）流动人口健康教育服务利用现状良好，但获取途径仍以传统方式为主

从获取健康知识内容来看，流动人口至少获取过一项健康知识的比例较高，但各类知识的获取情况存在差异，如生殖健康、性病/艾滋病防治、控烟、营养均衡相关知识，由于其危害较大，国家和政府的重视程度较高而且开展时间较早，其知识宣传和教育情况则较好；而职业病防治和慢性病防治等开展难度较大、重视程度不高，其相关知识宣传和教育则较差。此外，精神健康也由于重视程度较弱、对精神相关疾病存在偏见等的原因，其健康教育开展和获取服务的状况也较差。

从获取健康知识途径来看，基本公共卫生服务健康教育开展仍主要以传统途径为主，如宣传资料、宣传栏和健康知识讲座等，此外，面对面咨询也发挥了较大作用，而以互联网为依托的微信、网站等多媒体方式使用仍然较少，健康教育开展途径落后于时代发展和社会进步。

（三）孕产妇健康管理服务利用总体较好，但项目之间开展状况存在差距

孕产妇健康管理项目，包括孕产妇建立健康档案、产前检查、产后28天访视和产后42天健康检查、优生检查、计生服务等项目，实施情况总体较为良好，其中孕妇建立健康档案的比例接近90%，产前检查和计生服务利用比例均超过了99%，说明孕产妇健康管理项目开展状况和利用状况较好。而产后访视利用率不足80%，尤其是优生检查服务利用率

仅略微超过 50%，利用状况较差。说明了流动人口预防意识和保健意识薄弱，并未意识到优生检查对孕产妇健康和儿童健康的重要性。

（四）流动人口人群特征会显著影响其基本公共卫生服务利用

流动人口的基本公共卫生服务利用不仅依赖于服务提供方的供给状况，而且与流动人口自身人群特征有关。上述研究发现，流动人口的性别、年龄、受教育程度、婚姻状况、流动范围、流动时间均会不同程度影响流动人口的基本公共卫生服务利用。

二、建议

针对以上流动人口流入地基本公共卫生服务利用现状及存在的问题，可以从以下四个方面改进流动人口在流入地的基本公共卫生服务利用。

（一）加强基本公共卫生服务宣传，做好健康档案建档和协调工作

健康档案未建立的主要原因在于流动人口健康意识相对薄弱和对基本公共卫生服务相关项目的认知和了解不足，因此，需加强基本公共卫生服务项目的相关宣传，普及项目利用知识和程序，增进流动人口对相关项目的了解和重视程度，增强其主动利用基本公共卫生服务的意识。此外，应完善基本公共卫生服务体系建设，建立统一的健康平台，使得不同区域的系统能互通，实现基本公共卫生服务利用基本信息共享，以便更好地发挥健康档案在基本公共卫生服务利用中的基础作用。

（二）重点关注利用率较低的健康教育项目，完善健康教育开展途径

首先从健康教育内容方面，应提高对职业病防治、慢性病防治、结核病防治和精神障碍疾病防治等内容的重视程度，重点开展对职业病、结核病等流动人群高危疾病相关知识的宣传与教育，从前期预防保健的角度减少疾病发生的危险因素，降低疾病发生率，减少疾病危害。增强流动人口

对疾病预防和健康保健的认识和重视程度，从源头减少疾病带来的危害。

其次从健康教育形式上，应探索流动人口易于和便于使用的健康教育途径，避免供给方偏好传统形式提供和接受方偏好新型方式获取之间的矛盾，了解流动人口对于接受方式的偏好，充分发挥多媒体传播工具和通信网络的优势，切实有效地为流动人口提供健康教育服务。

（三）在孕产妇健康管理中重视产后访视和优生优育工作的开展，从预防角度提高全人群健康水平

首先，应提升产后访视服务的利用率，使得更多的流动人口孕产妇在产后能及时得到访视和进行健康检查，这有利于降低孕产妇死亡率，提高全人群健康水平。其次，应增大优生优育服务项目的宣传力度，增强育龄女性流动人口对孕前优生检查的重视程度，提高她们的预防保健意识。这是孕产妇健康管理和儿童健康管理的重要环节，有利于从前期预防保健的角度杜绝和减少某些疾病的发生，对于全人群健康水平的提高意义重大。

（四）开展基本公共卫生服务应以人群特征为基础，分清重点和难点

流入地在开展流动人口基本公共卫生服务时应关注人群特征，重点关注基本公共卫生服务利用状况较差的流动人口，如受教育程度较低、不在婚、跨省流动、短期流动人口。他们由于群体本身属性或流动属性，是流动人口中获取基本公共卫生服务更为弱势的群体，面临着更多的危险因素，其公共卫生状况较其他流动人口更差，且开展和获取基本公共卫生服务的难度更大，因此应成为基本公共卫生服务的重点人群。

第六章

流动人口流出地基本公共卫生服务利用

第一节 | 引言

一、研究目的

作为流动人口流动的重要端点之一，流出地是流动人口初期健康素养的培育源头，是健康水平的提高端口，对流动人口基本公共卫生服务利用也会产生一定影响。然而，在目前现有研究中，更多侧重流动人口在流入地的基本公共卫生服务项目利用现状，没有专门涉及在流出地对基本公共卫生服务项目利用的调查情况，对于流出地缺乏应有的研究关注与数据验证。因此，本章节将注重从流出地角度对流动人口基本公共卫生服务项目利用情况进行探究。

在具体考察基本公共卫生服务项目利用现状的过程中，注重对具体重点项目利用程度的分项梳理，明确各个具体项目利用度之间是否存在差异性，探究差异性缘由，以进一步指导基本公共卫生服务项目工作的顺利开展。在基本公共卫生服务项目利用影响因素的研究分析中，关注这一有机整体的内部结构和各个组成部分的特征，即微观层次的影响因素，同时也考虑外部环境对其的影响，即宏观层次的影响因素，更为全面地分析多维因素对流动人口基本公共卫生服务利用的影响。

本章节关注流动人口在流出地的基本公共卫生服务项目利用现状，一方面，在理论层面填补流动人口在流出地利用现状的研究缺失，以扩展研究维度，增强研究全面性，从宏观结合微观的层面更加深度剖析基本公共卫生服务利用影响因素；另一方面，发掘分析基本公共卫生服务利用影响因素，能够为基本公共卫生服务利用的进一步深化开展提供指导意见，有利于流出地面向流动人口针对性地提供健康教育并合理配置卫生资源，以提升流动人口健康水平。

二、资料与方法

（一）资料来源

本章研究使用"流动人口卫生计生服务流出地监测调查（2014）"数据。该调查于 2014 年 1 月至 2 月在全国范围开展，由国家卫生和计划生育委员会流动人口计划生育服务管理司组织实施。该调查采用典型调查方法。确定安徽、四川、河南、湖南、江西、贵州六个人口流出大省，在每个省内选取流出人口规模排名前 12 位的县（市、区），按照国内生产总值排序后分为三组，结合所处地形情况等指标，在每组中选取一个县（市、区）作为调查样本县，在每个县内根据距离县城远近程度选择 3 个村作为调查样本点。该调查对样本点的所有户籍家庭户、户内符合条件的返乡流动人口及所在村委会负责人开展调查。其中，符合条件的返乡流动人口是指在调查时点为 15～59 周岁（1955 年 2 月至 1998 年 1 月出生）且 2012 年以来返乡的外出人员。

该调查采取家庭问卷、个人问卷和村委会问卷结合的方式进行面访调查。家庭问卷对家庭户内所有人员的人口学特征和流动特征进行调查；个人问卷针对符合条件的返乡流动人口的经济社会特征、基本公共卫生服务利用情况等进行调查；村委会问卷则主要对样本点自然环境、经济社会发展状况、医疗卫生资源配置情况进行调查。最终分别回收有效家庭问卷24424 份（家庭成员信息 92430 条）、个人问卷 5812 份和村问卷 54 份，均符合预期。

（二）研究方法

主要运用描述统计展示流动人口基本公共卫生服务利用情况，运用卡方检验比较流动人口群体内部在基本公共卫生服务利用方面的差异，运用多层 logistic 回归模型从宏观层次和微观层次两个层面分析影响流动人口基本公共卫生服务利用的因素。

多层 logistic 回归模型是固定效应 logistic 回归模型的扩展，属于多层统计分析模型的一种。在公共卫生领域，个体的健康相关行为与因变量是个体特征和环境因素共同作用的结果（Wang J et al，1998；Duncan C et al，1996）。也就是说，存在微观层次的自变量（个体自变量）和宏观层次的自变量（场景自变量），相应的数据存在分级结构，故基于数据资料特征而采用这一模型进行分析。同时，在多层数据中，同一组内的个体与其他组的个体比较有更大的相似性，各组内部的观察对象不是相互独立的，即存在组内相关性，用组内相关系数（intra-class correlation coefficient，ICC）来度量。如果以单一的个体水平模型处理多层数据，即使一个很小的组内相关系数也会导致较大的 I 类错误（Hox J J et al，1994；Bracikowski R S，1981）。本研究采用的数据通过典型抽样方式收集，同一区域内的个体可以视作同一组内的个体，极有可能存在很强的相似性，为提高分析的统计功效，也有采用多层模型的必要。

多层 logistic 回归模型的基本形式中的水平 1 公式为

$$\log\left(\frac{p_{ij}}{1-p_{ij}}\right)=X\beta+ZU \tag{6-1}$$

水平 2 公式为

$$\beta_{0j}=\gamma_{00}+\gamma_{01}\omega_{1j}+u_{0j} \tag{6-2}$$

$$\beta_{1j}=\gamma_{10}+\gamma_{11}\omega_{1j}+u_{1j} \tag{6-3}$$

其中，水平 1 随机截距（β_{0j}）和随机斜率（β_{1j}）均被处理为水平 2 解释变量（ω_{1j}）的线性函数。相应的组合模型即表示为

$$\log\left(\frac{p_{ij}}{1-p_{ij}}\right)=\gamma_{00}+\gamma_{01}\omega_{1j}+\gamma_{10}x_{1ij}+\gamma_{11}x_{1ij}\omega_{1j}+(u_{0j}+u_{1j}x_{1ij})$$

$$\tag{6-4}$$

组合模型中，（$\gamma_{00}+\gamma_{01}\omega_{1j}+\gamma_{10}x_{1ij}+\gamma_{11}x_{1ij}\omega_{1j}$）和（$u_{0j}+u_{1j}x_{1ij}$）分别是模型中的固定和随机成分（王济川等，2008）。

第二节 ｜ 流出地基本特征及卫生服务供给能力

一、流出地流动人口基本特征

研究对象为 15～59 周岁（1955 年 2 月至 1998 年 1 月间出生）且 2012 年以来返乡的外出人员。关注的流动人口基本特征包括基本人口学特征（性别、年龄、户籍、婚姻状况、流动特征）和社会经济特征（受教育程度、就业性质、收入状况、社会保险参保情况）。

（一）性别与年龄

样本中男性 3526 人，女性 2286 人，分别占总数的 60.67％ 和 39.33％。样本平均年龄 35.24（±9.72）岁，总体比较年轻。从年龄分布来看，以 5 岁为组距进行年龄分组，受访对象中男性与女性的年龄结构存在显著差异（$\chi^2=37.11$，$P<0.001$），女性年龄结构更为年轻（见表 6-1）。这与调查设计中纳入妇幼保健项目，人为增加了育龄妇女样本的筛入量有关。

表 6-1　流动人口分性别年龄构成

年龄组	男		女		合计	
	频数/n	百分比/%	频数/n	百分比/%	频数/n	百分比/%
15～	135	3.83	112	4.90	247	4.25
20～	524	14.86	411	17.98	935	16.09
25～	570	16.17	407	17.80	977	16.81
30～	481	13.64	319	13.95	800	13.76
35～	557	15.80	332	14.52	889	15.30

续表

年龄组	男		女		合计	
	频数/n	百分比/%	频数/n	百分比/%	频数/n	百分比/%
40~	564	16.00	371	16.23	935	16.09
45~	503	14.27	249	10.89	752	12.94
50~	136	3.86	63	2.76	199	3.42
55~59	56	1.59	22	0.96	78	1.94
合计	3526	100.00	2286	100.00	5812	100.00

（二）受教育程度

本研究将受教育程度处理为四类：小学及以下、完成过义务教育（初中）、接受过高级中等教育及相应水平教育（高中/中专/大专）、接受过高等教育及以上水平教育（大学及以上）。其中只接受过义务教育的人数最多，为4887人，占到总样本量的84.11%（见表6-2）。从分性别受教育程度来看，受访对象中，男性受教育程度略高于女性（$\chi^2 = 53.05$，$P < 0.001$）。

表6-2　流动人口分性别受教育程度

受教育程度	男		女		合计	
	频数/n	百分比/%	频数/n	百分比/%	频数/n	百分比/%
小学及以下	46	1.30	97	4.25	143	2.46
初中	2978	84.48	1909	83.54	4887	84.11
高中/中专/大专	380	10.78	214	9.37	594	10.22
大学及以上	121	3.43	65	2.84	186	3.20
合计	3525	100.00	2285	100.00	5810	100.00

（三）户籍与婚姻

结果显示，98.21%的受访对象为农业户口，1.27%的受访对象为非农业户口，其余极少数为农转居民或非农转居民性质户籍（见表6-3）。

表 6-3　流动人口户口性质

户口性质	频数/n	百分比/%
农业	5708	98.21
非农业	74	1.27
农转居民	29	0.50
非农转居民	1	0.02

样本中，在婚（包括初婚和再婚两类情况）人数为 4770 人，占比为 82.07%。1042 人为非在婚（包括未婚、离婚和丧偶三类情况）人口（见表 6-4）。

表 6-4　流动人口婚姻状况

婚姻状况	频数/n	百分比/%
非在婚	1042	17.93
在婚	4770	82.07

（四）就业与收入

研究关注了个人的就业单位性质、劳动合同类型以及收入情况。参考既有的较为成熟的大型调查 ［中国综合社会调查（CGSS）］，结合实际，将就业单位性质分为党政机关及事业单位、国有企业、集体企业、个体工商户、私营企业、三资企业、其他性质单位及无单位共 8 类。其中，就业单位性质为私营企业的占到样本总量的 57.16%，占比最大；在个体工商户中工作的占到了 16.16%；其余类型单位（三资企业、国有企业等）的占比均在 4% 以下。值得注意的是，仍有 17.48% 的样本无固定的工作单位，以个人形式参与就业（见表 6-5）。

表 6-5　流动人口就业单位性质

就业单位性质	频数/n	百分比/%
党政机关及事业单位	39	0.67
国有企业	140	2.41

续表

就业单位性质	频数/n	百分比/%
集体企业	100	1.72
个体工商户	939	16.16
私营企业	3322	57.16
三资企业	203	3.49
其他性质单位	53	0.91
无单位	1016	17.48

结果显示，52.05%的流动人口与就业单位没有签订任何形式的劳动合同，只有27.56%的受访对象表示与用人单位签订了固定期限或无固定期限的合同。相应的就业保护意识仍然较为薄弱（见表6-6）。

表6-6　流动人口劳动合同类型

合同类型	频数/n	百分比/%
固定期限合同	1080	18.58
无固定期限合同	522	8.98
完成一次性工作	126	2.17
未签订劳动合同	3025	52.05
不清楚	110	1.89
不适用（无单位者）	949	16.33

在平均月收入方面，样本的平均月收入为2720元；参考其他两项反映集中趋势的指标中位数（2400元）和众数（2000元），也都可以得出较为一致的结论；只有14.81%的流动人口月收入超过3500元。

但在流动人口内部，收入情况却存在较大的差异。从性别角度来看，男性平均月收入比女性平均月收入高947元（$t=11.63$，$P<0.001$）；而从就业单位性质来看，也存在显著的收入差异（$F=12.79$，$P<0.001$）。

（五）社会保险参保情况

调查中涉及的社会保险种类包括医疗保险、工伤保险、生育保险等。

分析结果显示，98.04％的流动人口至少参加了一种社会医疗保险。其中，参加新型农村合作医疗保险的占比为97.02％；参加城镇职工医疗保险的占比为3.13％；参加城镇居民医疗保险的占比为1.03％（见表6-7）。

结果也表明社会医疗保险存在重复参保的情况，共有144人既参加了新型农村合作医疗保险又参加了城镇职工医疗保险，占比为2.48％；有54人同时参保了新型农村合作医疗保险和城镇居民医疗保险，占比为0.93％；有29人同时参保了城镇职工医疗保险和城镇居民医疗保险，占比为0.50％；同时参保三种保险的也有26人，占比为0.45％。

表6-7 流动人口各类型保险参保情况

险种	参保情况	频数/n	百分比/％
新型农村合作医疗保险	是	5639	97.02
	否	173	2.98
城镇职工医疗保险	是	182	3.13
	否	5630	96.87
城镇居民医疗保险	是	60	1.03
	否	5752	98.97
工伤保险	是	606	10.43
	否	5206	89.57
生育保险	是	104	1.79
	否	5708	98.21
商业医疗保险	是	468	8.05
	否	5344	91.95
其他保险	是	484	8.33
	否	5328	91.67

89.57％的受访对象没有工伤保险，工作中受伤的风险基本由个人承担；而生育保险的覆盖率也极低，仅为1.79％（表6-7）。这两项重要的补充保险在流动人口中的普及率亟需提高。

（六）流动特征

研究同样关注阶段性返乡流动人口的流动情况。从流入地分布情况来看，流动人口外出的目的地分散在 31 个省（区、市），其中以浙江省（23.31%）、广东省（19.20%）、江苏省（7.79%）、上海市（5.36%）、福建省（5.01%）等省（市）最为集中。而考虑到省内流动，四川省与湖南省也是流入集中地。

对流入地级别进行考察发现，流入地级市的流动人口占样本的38.90%；省会城市及计划单列市次之，占比为 33.98%；流入直辖市和县级市的比例相当，分别为 9.99% 和 11.20%（见表 6-8）。

表 6-8　流动人口流入地级别

流入地级别	频数/n	百分比/%
直辖市	574	9.99
省会城市/计划单列市	1953	33.98
地级市	2236	38.90
县级市	644	11.20
乡镇	341	5.93

流动人口的流动范围多为跨省流动，占比为 77.59%，省内跨市、市内跨县、县内跨乡人数依次递减（见表 6-9）。

表 6-9　流动人口流动范围

流动范围	频数/n	百分比/%
跨省	4442	77.59
省内跨市	673	11.76
市内跨县	433	7.56
县内跨乡	177	3.09

流动人口的返乡原因多为短期因素（见表 6-10），有 84.65% 的返乡流动人口半年内仍有外出的打算，总体而言，流动人口外出意愿较为强烈。

表 6-10　流动人口返乡的主要原因

返乡原因	频数/n	百分比/%
探亲	4729	82.36
婚丧嫁娶	55	0.96
生育	69	1.20
年纪大了	9	0.16
经济原因	27	0.47
健康原因	54	0.94
照顾家庭	607	10.57
其他	192	3.34

二、流出地经济与社会背景

研究选取样本点农民纯收入、流出地公共基础设施建设和公共服务来反映流出地经济社会发展水平。18 个样本县中共有 6 个国家级贫困县，占比为 33.33％。调查的 54 个样本点中，2012 年平均农民纯收入为 5854 元，低于全国同期平均水平的 7019 元❶。样本点所在县（市、区）低保户的平均保障标准为 425 元。

结果显示，只有 28％的样本点中家庭做饭用水的主要水源是自来水，而 68％的样本点所使用的仍是井水或山泉水，自来水通水率较低（见图 6-1）。

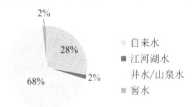

图 6-1　样本点炊事用水的主要来源

❶　国家统计局.2014 年全国农民工监测调查报告［EB/OL］. http：//www.stats.gov.cn/tjsj/zxfb/201504/t20150429_797821.html. 2015-04-29/2020/03/08.

样本点中家庭做饭使用的燃料或能源各不相同，但以柴草为主的样本点共有 23 个，占 42.59%，占比最大；以使用煤气、天然气或液化气为主的样本点共有 20 个，占 37.04%。另外，分别有 6 个和 5 个样本点主要使用的是电和煤炭。

53.70% 的样本点未对生活垃圾进行集中处理；主要使用旱厕的样本点数量占到了 53.70%，公共卫生基础设施的建设情况不佳。

仍有 46.30% 的样本点村委会至最近公交站/乘车点的距离超过 1 公里（见表 6-11），公共交通基础设施建设落后。

表 6-11　样本点村委会至最近公交站或乘车点的距离

距离/公里	频数/n	百分比/%
<0.5	24	44.44
0.5～	5	9.26
1～	5	9.26
≥2	20	37.04

三、流出地医疗服务供给能力

对于医疗卫生服务利用，服务供给能力也是重要的影响因素。在流出地医疗卫生服务供给能力方面，研究主要关注医疗资源的配置，选取了村卫生室建设情况、村医配置情况和私人诊所的建设情况作为参考指标。

（一）村卫生室建设基本实现全覆盖

54 个样本点中，只有 1 个村没有设立村卫生室，33 个村设有 1 个卫生室，15 个村设有 2 个卫生室，4 个村设有 3 个卫生室，基本实现了全覆盖（见表 6-12）。各村距离最近的乡镇卫生院平均为 3.6 公里。

表 6-12　样本点村卫生室建设情况

卫生室个数	频数/n	百分比/%
0	1	1.85
1	33	61.11
2	15	27.78
3	4	7.41
7	1	1.85

（二）村医配置严重不足

研究也关注样本点中的村医数量，62.96%的样本点有 1～2 名村医，有 8 个样本点有 3 名村医，7 个样本点有 4 名村医，有 4 个样本点村医数量在 5 名以上（见表 6-13）；而有 17 个样本点没有具有执业医师资格的医生，31 个样本点仅有 1～2 名执业（助理）医师，平均执业医师占比仅为0.56（见表 6-14）。

表 6-13　样本点乡村医生配置情况

人数	频数/n	百分比/%
0	1	1.85
1	13	24.07
2	21	38.89
3	8	14.81
4	7	12.96
5	2	3.70
7	2	3.70

表 6-14　样本点执业（助理）医师配置情况

人数	频数/n	百分比/%
0	17	31.48
1	18	33.33

续表

人数	频数/n	百分比/%
2	13	24.07
3	3	5.56
4	2	3.70
5	1	1.85

样本点村医配置平均仅为 2.43 名，每千人口村医数量为 0.92 名；而执业（助理）医师数量则更低，平均每个村庄仅有 1.22 名，每千人口执业（助理）医师数量为 0.50 名，而同期全国每千人口执业（助理）医师的平均数量为 1.94 名，农村地区为 1.40 名（国家卫生和计划生育委员会，2014），样本点医疗卫生服务的人力资源极其缺乏。

（三）私人诊所建设发展滞后

结果显示，私人诊所建设发展也相对滞后，特别是在流出地农村卫生室数量较少、村医配置严重不足的情况下，并不能充分发挥较好的补充作用。

54 个样本点中，有 27 个样本点没有开设私人诊所，15 个样本点开设有 1 家私人诊所，有 2 家及以上数量私人诊所的样本点共有 12 个（见表6-15）。

表 6-15　样本点私人诊所建设情况

私人诊所数量	频数/n	百分比/%
0	27	50.00
1	15	27.78
2	7	12.96
3	3	5.56
4	1	1.85
7	1	1.85

第三节 │ 流动人口流出地基本公共 卫生服务利用现状

流动人口卫生计生服务流出地监测调查依据流动人口的实际，针对健康档案管理服务、健康教育服务、预防接种服务、0～6 岁儿童健康管理服务、孕产妇健康管理服务、高血压患者健康管理服务、2 型糖尿病患者健康管理服务这 7 类项目开展调查，本章研究也基于此展开讨论。需要说明的是，调查问卷中涉及孕产妇保健和婴幼儿保健的问题，由 1965 年 2 月至 1998 年 1 月出生的已婚有偶育龄妇女填答。由于时效性限制，所进行的标准指标对比，都根据调查当期所对应时间内"十二五"时期基本医疗卫生服务国家基本标准的规定进行比较。

一、健康档案建档率低

健康档案是基本公共卫生服务项目的重要组成部分，根据"十二五"时期基本医疗卫生服务国家基本标准的规定，健康档案管理服务的对象是全体城乡居民，要求各级医疗卫生系统为辖区常住人口免费建立统一、规范的居民电子健康档案，规范化电子建档率应在 75％以上❶。

结果显示，样本中共有 3748 人建立了居民健康档案，建档率为 64.49％，尚有 35.51％的受访对象没有建立健康档案（见表 6-16）。

在建立了居民健康档案的流动人口中，有 76.68％是在流出地建立的，有 20.12％是在流入地建立的，也有 3.04％的受访对象在两地都接受了相关服务。而对于未建立居民健康档案的原因，78.43％的受访对象表

---

❶ 国务院.国家基本公共服务体系"十二五"规划［EB/OL］.http：//www.gov.cn/zwgk/ 2012-07/20/content _ 2187242. htm. 2012-07-11/2020-03-08.

示不知道有相应的服务，另有 16.15% 的流动人口表示虽然知道但没有时间去接受服务。

表 6-16　流动人口健康档案建立情况

是否建立 健康档案	频数 /n	百分比 /%	提供服务的地点/n（%）			
			流入地	流出地	两地	其他地方
是	3748	64.49	754 (20.12)	2874 (76.68)	11 (3.04)	6 (0.16)
			未接受服务的原因/n（%）			
			不知道	没时间	其他原因	
否	2064	35.51	1607 (78.43)	331 (16.15)	111 (5.42)	

二、健康教育可及性差

健康教育是提升国民整体健康知识水平，促进健康行为与技能养成，从而提高全民健康素养和身体素质的基础性工作，对提高全民健康意识、强化和巩固医疗卫生服务效果具有重要意义。"十二五"时期基本医疗卫生服务国家基本标准也对健康教育作出了明确规定，要求对全体城乡居民免费提供健康教育宣传信息和健康教育咨询服务，力争在"十二五"时期末实现"城乡居民具备健康素养的人数达到总人数 10%"。流动人口因其自身的受教育程度以及自身流动性和工作性质，历来是强化教育工作的重点关注人群。

结果显示，在回答"近一年是否接受过卫生计生宣传教育的服务"这一问题时，73.45% 的受访对象表示接受过相关服务，26.55% 的受访对象则表示没有（见表 6-17）。

表 6-17　流动人口健康教育服务利用情况

是否接受健康教育	频数/n	百分比/%	提供服务的地点[①]/n（%）			
			流入地	流出地	两地	其他地方
是	4279	73.45	730 (17.10)	2855 (66.88)	681 (15.95)	3 (0.07)
			未接受服务的原因[①]/n（%）			
			不知道		没时间	其他原因
否	1543	26.55	1161 (76.79)		285 (18.85)	66 (4.36)

① "提供服务的地点"和"未接受服务的原因"存在缺失。

在接受相应服务的流动人口中，有 66.88% 在流出地接受了相应服务。分别有 17.10% 和 15.95% 的对象是在流入地和流入流出地均接受了服务。对于未接受相应服务的原因，76.79% 没接受服务的流动人口选择了"不知道"，有 18.85% 表示知道但没有时间接受相应服务，总体来说，健康教育服务的可及性较差。

三、健康体检覆盖率低

健康体检作为居民健康档案建立的基本前提以及个人身体健康情况的基本监测手段具有重要价值。《国家基本公共卫生服务规范》中明确规定，居民健康档案内容包括个人基本信息、健康体检、重点人群健康管理记录和其他医疗卫生服务记录。健康体检包括一般健康检查、生活方式、健康状况及其疾病用药情况、健康评价。而根据国家其他的法律法规，在入园、入学、征兵、就业等多种情形下，都需要进行健康体检。研究也对流动人口接受健康体检的情况予以关注。

结果显示，59.58% 的受访对象近一年接受过健康体检，这其中52.47% 的流动人口是在流出地接受的健康体检，39.01% 的流动人口是在流入地接受的健康体检（见表 6-18）。

表 6-18 流动人口健康体检服务利用情况

是否接受健康体检	频数/n	百分比/%	提供服务的地点/n（%）			
			流入地	流出地	两地	其他地方
是	3463	59.58	1351 (39.01)	1817 (52.47)	270 (7.80)	25 (0.72)
			未接受服务的原因①/n（%）			
			不知道	没时间	其他原因	
否	2349	40.42	1220 (52.70)	896 (38.70)	199 (8.60)	

① "未接受服务的原因"存在缺失。

40.42%的受访对象表示未接受相应的服务。在被问及未接受服务的原因时，其中 52.70%的流动人口表示不知道有健康体检的服务，有38.70%的流动人口则表示知道有相关服务却没有时间。健康体检服务的低覆盖率与调查发现的居民健康档案低建档率是对应的。

四、慢性疾病筛查检测覆盖率低

《国家基本公共卫生服务规范》要求针对高血压和 2 型糖尿病以及其他慢性病的高危人群开展登记管理、健康指导、定期随访和体格检查等服务。两类管理服务均针对辖区内 35 岁及以上罹患此类疾病的患者。因此，本研究主要对 35 周岁及以上流动人口的高血压和糖尿病筛查情况进行分析。

结果显示，96.49%的受访对象均未罹患这两类疾病，高血压患病率为 2.99%，糖尿病患病率为 0.28%，均低于第五次国家卫生服务调查所获得的农村人口平均水平。有 0.24%的受访对象同时患有两种疾病（见表 6-19）。

表 6-19　流动人口高血压和糖尿病患病情况

患病情况	频数/n	百分比/%
均未患有	5608	96.49
患有高血压	174	2.99
患有糖尿病	16	0.28
均患有	14	0.24

　　研究发现，35 周岁及以上的受访对象中有 57.07% 接受过血压检测，其中有 51.19% 是在流出地接受服务，在流入地或在流出、流入两地均作了检测的比例分别为 39.26% 和 8.65%。未接受相应服务的主要原因仍是不知道此项服务，占到了未接受服务受访对象总数的 45.87%，而知道但没时间去的也有 38.40%（见表 6-20）。

表 6-20　流动人口血压检测服务的利用情况

血压检测	频数/n	百分比/%	提供服务的地点/n（%）			
			流入地	流出地	两地	其他地方
是	3202	57.07	1257 (39.26)	1639 (51.19)	277 (8.65)	29 (0.91)
			未接受服务的原因/n（%）			
			不知道	没时间	其他原因	
否	2409	42.93	1105 (45.87)	925 (38.40)	379 (15.73)	

　　接受过血糖检测的受访对象仅有 47.41%，未接受相应服务的流动人口主要是因为不知道有此项服务（45.55%），而知道但没时间接受服务的占 36.51%。53.12% 接受服务的流动人口是在流出地接受了服务，39.00% 的受访对象在流入地接受服务，另有 6.97% 的受访对象在两地均接受了此项服务（见表 6-21）。

表 6-21　流动人口血糖检测服务的利用情况

血糖检测	频数/n	百分比/%	提供服务的地点/n（%）			
			流入地	流出地	两地	其他地方
是	2613	47.41	1019 (39.00)	1388 (53.12)	182 (6.97)	24 (0.92)
			未接受服务的原因/n（%）			
			不知道	没时间	其他原因	
否	2898	52.59	1320 (45.55)	1058 (36.51)	520 (17.94)	

经过分析，慢性病筛查检测服务在被调查的流动人口内部不存在明显的差异，35 周岁及以上流动人口此类服务利用覆盖率低的原因，一方面是受到专业检测技术限制，一方面也与流动人口年龄结构及农村地区居民慢性病患病率较全国平均水平低因而不受重视有关。

五、预防接种服务可及性好

《国家基本公共卫生服务规范》中规定预防接种服务对象为辖区内 0～6 周岁儿童和其他重点人群。要求及时为辖区内所有居住满 3 个月的 0～6 周岁儿童建立预防接种证和预防接种卡等儿童预防接种档案。要采取适宜的通知方式，告知儿童监护人接种疫苗的种类、时间、地点和相关要求。在交通不便的地区，则要采取入户巡回的方式进行预防接种。"十二五"时期基本医疗卫生服务国家基本标准中要求，以街道（乡镇）为单位，适龄儿童免疫规划疫苗接种率要达到 90％以上❶。

适用预防接种服务的被调查对象中，98.15％的对象建立了《儿童预防接种证》，98.61％的适龄儿童接种了疫苗，比例都达到了"十二五"时期末的规划要求（见表 6-22 和表 6-23）。

❶　国务院.国家基本公共服务体系"十二五"规划［EB/OL］. http：//www.gov.cn/zwgk/2012-07/20/content _ 2187242. htm. 2012-07-11/2020-03-08.

表 6-22 流动人口子女预防接种证的建立情况

建立接种证	频数/n	百分比/%	提供服务的地点/n（%）			
			流入地	流出地	两地	其他地方
是	1911	98.15	331 （17.32）	1442 （75.46）	129 （6.75）	9 （0.47）
			未接受服务的原因/n（%）			
			不知道		没时间	
否	36	1.85	22 （61.11）		14 （38.89）	

表 6-23 流动人口子女疫苗的接种情况

接种疫苗	频数/n	百分比/%	提供服务的地点/n（%）			
			流入地	流出地	两地	其他地方
是	1914	98.61	315 （16.46）	1411 （73.72）	182 （9.51）	6 （0.31）
			未接受服务的原因/n（%）			
			不知道		没时间	
否	27	1.39	20 （74.07）		7 （25.93）	

建立《儿童预防接种证》的地点，75.46％接受相关服务的受访对象选择的是流出地，接种疫苗的地点，也有73.72％的受访对象选择了流出地，这与流动人口倾向于返乡生产有关。有17.32％的受访对象在流入地办理了《儿童预防接种证》，16.46％的被调查对象在流入地接种了疫苗。在两地均接受了两项服务的流动人口分别有6.75％和9.51％。

从结果来看，由于我国长期坚持计划免疫，以及父母对孩子健康的重视程度日益提高，流动人口的预防接种服务利用情况较其他服务项目而言可及性好。

六、0~6岁儿童健康管理服务覆盖率仍未达标

新生儿家庭访视、新生儿满月健康管理、婴幼儿健康管理、学龄前儿童健康管理以及儿童健康问题处理是0~6岁儿童健康管理服务的主要内容。"十二五"时期基本医疗卫生服务国家基本标准则将保障标准明确为"免费建立保健手册，享有新生儿访视、儿童保健系统管理、体格检查、生长发育监测及评价和健康指导"，并明确要求儿童系统管理率❶要达到85%以上。

研究以0~6岁儿童保健手册的建立和针对适龄儿童的健康体检作为主要考察指标。结果显示，90.10%的适龄儿童建立了儿童保健手册；83.79%的适龄儿童自2012年以来接受过健康体检服务（依此得到的为儿童健康管理率❷，标准不及系统管理率严苛，所得结果应高于系统管理率）。尽管适龄儿童建立儿童保健手册的情况较好，但依照儿童健康管理率推断得出的系统管理率仍未达到国家规定的水平，更是低于同期全国平均水平❸。

76.25%接受服务的受访对象在流出地建立儿童保健手册，同样，有74.23%的流动人口在流出地接受儿童健康体检服务。在流入地、流出地均接受两项服务的比例分别为6.06%和6.94%（见表6-24和表6-25）。

对于未接受上述两项服务的受访对象而言，不知道相应服务仍是导致未接受服务的主要因素。其中不知道有儿童保健手册的占90.81%，不知道有儿童健康体检服务的占82.39%。

---

❶ 儿童系统管理率＝年度辖区中按相应频次要求开展健康管理的0~6岁儿童/年度辖区内应管理0~6岁儿童×100%。

❷ 儿童健康管理率＝年度辖区内接受1次及以上随访或健康管理服务的0~6岁儿童/年度辖区内应管理的0~6岁儿童×100%。

❸ 根据《中国卫生和计划生育统计年鉴》，2013年3岁以下儿童系统管理率和7岁以下儿童系统管理率的全国平均水平已分别达到了89.0%和90.7%；2012年时，两项指标也已分别达到了87.0%和88.9%。

表 6-24　流动人口子女儿童保健手册的建立情况

建立保健手册	频数/n	百分比/%	提供服务的地点/n（%）			
			流入地	流出地	两地	其他地方
是	1684	90.10	292 （17.34）	1284 （76.25）	102 （6.06）	6 （0.36）
			未接受服务的原因/n（%）			
			不知道		没时间	
否	185	9.90	168 （90.81）		17 （9.19）	

表 6-25　流动人口子女儿童健康体检服务的利用情况

儿童健康体检	频数/n	百分比/%	提供服务的地点/n（%）			
			流入地	流出地	两地	其他地方
是	1556	83.79	287 （18.44）	1155 （74.23）	108 （6.94）	6 （0.39）
			未接受服务的原因/n（%）			
			不知道		没时间	
否	301	16.21	248 （82.39）		53 （17.61）	

从调查结果来看，流动人口更倾向于在流出地接受 0～6 岁儿童保健服务，这与其选择返乡生产等原因相关。

七、孕产妇健康管理服务覆盖率较低

根据《国家基本公共卫生服务规范》，将孕妇的妊娠、生产及产后分为了 5 个时期，分别进行孕早期健康管理、孕中期管理、孕晚期管理、产后访视和产后 42 天健康检查。"十二五"时期基本医疗卫生服务国家基本标准则规定要为孕产妇免费建立保健手册，并进行孕期保健、产后访视及健康指导。相应的覆盖水平要达到系统管理率❶85%以上。目前，承担相应职责的除了各级医疗卫生服务机构，还包括各类妇幼保健机构。

本研究关注孕产妇保健手册的建立、产前检查、产后访视和孕前优生健康检查等服务项目。其中，符合条件的受访对象中，有75.83%建立了孕产妇保健手册，84.62%接受过产前检查，68.16%接受过产后访视；早孕建册率❷、孕产妇系统管理率（调查提供的为粗检查率，结果应高于系统管理率）和产后访视率❸均远低于全国平均水平❹，也未达到国家规定的覆盖水平；而接受过孕前优生健康检查的比例为61.60%，由于目前孕前优生检查仅以项目的形式在农村地区开展，所以流动人口的流动性使得这一子项目的覆盖率较低（见表6-26）。

表 6-26　流动人口孕产妇各类保健服务的利用情况

服务内容	是否接受	频数/n	百分比/%	提供服务的地点/n（%）			
				流入地	流出地	两地	其他地方
孕产妇保健手册	是	411	75.83	98 (23.84)	287 (69.83)	22 (5.35)	4 (0.97)
				未接受服务的原因/n（%）			
				不知道		没时间	
	否	131	24.17	86 (65.65)		45 (34.35)	

❶ 相应的系统管理率＝辖区内按照规范要求在孕期接受 5 次及以上产前随访服务的人数/该地该时间内活产数×100%。

❷ 早孕建册率＝辖区内孕 12 周之前建立保健手册的人数/该地该时间段内的活产数×100%。

❸ 产后访视率＝辖区内产后 28 天内接受过产后访视的产妇人数/该地该时间内活产数×100%。

❹ 根据《中国卫生和计划生育统计年鉴》，2013 年孕产妇早孕建册率、孕产妇系统管理率、孕产妇产后访视率分别为 95.7%、89.5% 和 93.5%；2012 年时这三个指标也已分别达到 94.8%、87.6% 和 92.6%。

续表

服务内容	是否接受	频数/n	百分比/%	提供服务的地点/n（%）			
产前检查	是	429	84.62	流入地	流出地	两地	其他地方
				136 (31.70)	261 (60.84)	28 (6.53)	4 (0.93)
	否	78	15.38	未接受服务的原因/n（%）			
				不知道		没时间	
				42 (53.85)		36 (46.15)	
产后访视	是	319	68.16	流入地	流出地	两地	其他地方
				75 (23.51)	236 (73.98)	5 (1.57)	3 (0.94)
	否	149	31.84	未接受服务的原因/n（%）			
				不知道		没时间	
				104 (69.80)		45 (30.20)	
孕前优生健康检查	是	324	61.60	流入地	流出地	两地	其他地方
				53 (16.36)	263 (81.17)	7 (2.16)	1 (0.31)
	否	202	38.40	未接受服务的原因[①]/n（%）			
				不知道		没时间	
				53 (46.09)		62 (53.91)	

①孕前优生健康检查"未接受服务的原因"存在缺失。

在服务地的选择方面，流出地仍是孕产妇保健服务的主要接受地。接受服务的流动人口中，69.83%在流出地建立孕产妇保健手册，60.84%在流出地接受过产前检查，73.98%在流出地接受过产后访视服务，81.17%在流出地接受过孕前优生健康检查。

第四节 | 流动人口流出地基本公共卫生 服务利用影响因素研究

一、不同特征流动人口基本公共卫生服务利用情况比较

不同特征的流动人口卫生服务利用存在差异，需要进一步探讨影响流动人口基本公共卫生服务利用情况的因素。本研究选取健康档案的建立、健康教育以及健康体检三个项目进行分析，尝试确定影响流动人口流出地基本公共卫生服务利用的因素。而选取这三类基本公共卫生服务主要考虑两方面的原因：第一，受众范围广。基本公共卫生服务在不同项目之间存在受众范围的差异，而这三类基本公共卫生服务具有全人群的适用性，同时这三类服务处于基础性地位，对其他项目的实施也有影响，因而对它们进行影响因素分析具有重要的现实意义。第二，变异程度大。从现实情况来看，这三类基本公共卫生服务的覆盖情况并不理想，而且在覆盖率上具有较大的波动性。

研究发现，这三类服务中健康教育服务覆盖率最高（73.45%），健康体检服务覆盖率最低（59.58%）。根据《国家基本公共卫生服务规范》中慢性非传染疾病服务管理的年龄界线设置以及对多个年龄分组的尝试，最终选择 35 岁作为年龄分组界线。35 岁以下流动人口各项服务利用情况要好于 35 岁及以上流动人口（$P < 0.001$）；受教育程度较高的流动人口各项服务利用情况要好于受教育程度较低的流动人口（$P < 0.001$）；跨省流动的流动人口服务利用情况普遍较省内流动的差（$P < 0.001$）。根据组织管理规范程度，将就业单位性质进一步划分为三类，即公有性质单位及三资企业（包括党政机关和事业单位、国有企业、集体企业和三资企业）、私有性质单位（包括个体工商户和私营企业）和无单位，其中管理更为规

范的公有性质单位及三资企业中的流动人口接受服务情况较好（$P<$
0.001）。参加医保的流动人口在健康档案建立和接受健康教育方面利用情
况较好（$P<0.001$）（见表 6-27）。

表 6-27　不同特征流动人口基本公共卫生服务利用情况

变量	取值	健康档案/n（%）[①]	健康教育/n（%）	健康体检/n（%）
性别	男	2279 (64.63)	2565 (72.75)	2057 (58.34)
	女	1469 (64.26)	1704 (74.54)	1406 (61.50)
	$\chi^2(P)$	0.0844 (0.771)	2.29 (0.130)	5.77 (0.016)
年龄/岁	<35	2558 (66.48)	2128 (75.97)	1834 (65.48)
	≥35	1190 (60.59)	2141 (71.11)	1629 (54.10)
	$\chi^2(P)$	19.67 (<0.001)	17.63 (<0.001)	77.97 (<0.001)
婚姻状况	非在婚	707 (67.85)	744 (71.40)	661 (63.44)
	在婚	3041 (63.75)	3525 (73.90)	2802 (58.74)
	$\chi^2(P)$	6.27 (0.012)	2.74 (0.098)	7.82 (0.005)
受教育程度	小学及以下	54 (37.76)	63 (44.06)	57 (39.86)
	初中	3126 (63.97)	3564 (72.93)	2843 (58.17)
	高中/中专/大专	419 (70.54)	478 (80.47)	399 (67.17)
	大学及以上	147 (79.03)	162 (87.10)	163 (87.63)
	$\chi^2(P)$	71.85 (<0.001)	96.80 (<0.001)	102.11 (<0.001)

续表

变量	取值	健康档案/n（%）[①]	健康教育/n（%）	健康体检/n（%）
流动范围	跨省流动	2695 (60.67)	3099 (69.77)	2552 (57.45)
	省内流动	1053 (76.86)	1170 (85.40)	911 (66.50)
	$\chi^2(P)$	119.85 (<0.001)	131.27 (<0.001)	35.57 (<0.001)
就业单位性质	公有性质单位及三资企业	374 (77.59)	400 (82.99)	365 (75.73)
	私有性质单位	2698 (63.32)	3061 (71.84)	2516 (59.05)
	无单位	676 (63.24)	808 (75.58)	582 (54.44)
	$\chi^2(P)$	39.42 (<0.001)	30.66 (<0.001)	64.39 (<0.001)
医保参保情况	参加医保	3693 (64.81)	4197 (73.66)	3406 (59.78)
	未参加医保	55 (48.25)	72 (63.16)	57 (50.00)
	$\chi^2(P)$	13.39 (<0.001)	6.32 (0.012)	4.43 (0.035)

①n（%）表示接受相应服务的人数（频数）以及占比（百分比）。

二、基本公共卫生服务利用影响因素分析

（一）变量设置

研究选取"是否建立健康档案""是否接受健康教育"和"是否接受健康体检"作为因变量（是＝1，否＝0）。选取性别、年龄、流动范围、受教育程度、就业单位性质、医疗保险参保情况作为水平1（微观层面）自变量，选取"是否为国家级贫困县"以及"每千人口医师数量"作为水

平 2（宏观层面）自变量，两者分别作为反映流出地经济社会发展水平和医疗卫生资源的测度指标。国家级贫困县的选定主要依据经济指标，但根据世界银行对于贫困的定义，贫困也代表了教育、健康等综合发展指标处于低水平状态，可以作为经济社会发展水平的综合体现；而每千人口医师数量直接体现了医疗卫生服务的资源配比，是常用于测量卫生资源配置的重要指标。各变量的赋值情况详见表 6-28。

表 6-28　变量赋值

变量	赋值
因变量	
建立健康档案（Pa）	0＝否，1＝是
接受健康教育（Pb）	0＝否，1＝是
接受健康体检（Pc）	0＝否，1＝是
水平 1 自变量	
性别（Gender）	0＝男，1＝女
年龄（Age）	0＝35 周岁以下，1＝35 周岁及以上
流动范围（Reg_mig）	0＝省内流动，1＝跨省流动
受教育程度（Edu）	1＝小学及以下，2＝初中，3＝高中/中专/大专，4＝大学及以上
就业单位性质（Emp）	1＝公有性质单位及三资企业，2＝其他类型
医疗保险参保情况（MI）	0＝未参保，1＝参保
水平 2 自变量	
国家级贫困县（Region）	0＝否，1＝是
每千人口医师数（MedLv）	0＝1 人以下，1＝1 人及以上

建立以"是否接受某种服务"为因变量的多层 logistic 回归模型：

$$\ln\left(\frac{p}{1-p}\right)=\beta_{0j}+\beta_1\,\text{Gender}_{ij}+\beta_2\,\text{Age}_{ij}+\beta_3\,\text{Reg\_mig}_{ij}$$
$$+\beta_4\,\text{Edu}_{ij}+\beta_5\,\text{Emp}_{ij}+\beta_6\,\text{MI}_{ij} \tag{6-5}$$
$$\beta_{0j}=\gamma_{00}+\gamma_{01}\,\text{Region}_j+\gamma_{02}\,\text{MedLv}_j+u_{0j} \tag{6-6}$$

125

组合模型为

$$\ln\left(\frac{p}{1-p}\right) = \gamma_{00} + \gamma_{01}\mathrm{Region}_j + \gamma_{02}\mathrm{MedLv}_j + \beta_1\mathrm{Gender}_{ij} + \beta_2\mathrm{Age}_{ij}$$
$$+ \beta_3\,\mathrm{Reg\_mig}_{ij} + \beta_4\,\mathrm{Edu}_{ij} + \beta_5\,\mathrm{Emp}_{ij} + \beta_6\,\mathrm{MI}_{ij} + u_{0j}$$

$$(6\text{-}7)$$

（二）建立健康档案的影响因素

空模型测算的组内相关系数（ICC）为 0.366（$P < 0.001$），说明同一样本点的样本个体间存在聚集性，应采用多层 logistic 回归模型进行影响因素分析。将相关变量逐一代入式（6-7）中拟合，结果如下：年龄在 35 周岁及以上的流动人口建立健康档案的情况要比 35 周岁以下的流动人口差；跨省流动的流动人口比省内流动的差；受教育程度越高的流动人口建立健康档案的情况越好；就业单位性质为公有性质或三资企业的流动人口服务利用情况要好于在其他性质单位就业的流动人口；有医保的流动人口的健康档案建立情况要好于没有医保的流动人口；流出地为贫困县的流动人口服务利用情况要比非贫困县的流动人口差；所在地区每千人口医师数在 1 人以上的流动人口服务利用情况则要好于所在地区每千人口医师数在 1 人以下的流动人口（见表 6-29）。

表 6-29　建立健康档案影响因素组合模型的参数估计值

变量	b	SE	t 值	P 值
截距	0.77	0.57	1.35	0.195
截距方差	1.90	0.72	2.64	0.017
年龄	-0.38	0.07	-5.58	<0.001
流动范围	-0.23	0.09	-2.52	0.022
受教育程度	0.18	0.07	2.48	0.024
就业单位性质	-0.26	0.07	-3.96	0.001
是否参加医保	0.98	0.24	4.09	<0.001
是否为贫困县	-2.13	0.71	-2.99	0.008
每千人口医师数	1.41	0.70	2.02	0.059

从健康档案建立的实际工作来看，基层卫生服务机构是主责单位，遵循自愿与引导相结合的原则，使得流动人口的个人重视程度和所在地卫生服务机构的工作落实程度成为了影响档案建立的重要因素。

事实上，年龄、受教育程度会影响个体对于健康的认知与行为。流动人口当中，年轻一代、受教育程度高的个体健康意识更强，对于医疗卫生服务的依从性更高，自然也更有可能自主建立健康档案，而跨省流动则会降低这种依从性。参加医疗保险和在组织管理更为规范的单位中工作的流动人口，就医和体检的意愿（或付诸行动的可能性）更高，对于健康档案的建立也有正向影响。而在宏观层面，经济社会发展水平在很大程度上会影响个体对于健康的观念，医疗卫生资源的配置也会影响实际提供服务的能力，因而也会对健康档案的建立造成影响。

（三）接受健康教育的影响因素

空模型测算的组内相关系数（ICC）为 0.286（$P<0.001$），说明同一样本点的样本个体间存在聚集性，应采用多层 logistic 回归模型进行影响因素分析。将相关变量逐一代入式（6-7）中拟合，结果如下：年龄在 35 周岁及以上的流动人口接受健康教育的情况要比 35 周岁以下的流动人口差；跨省流动的流动人口比省内流动的差；受教育程度越高的流动人口接受服务的情况越好；有医保的流动人口接受健康教育的情况要好于没有医保的；流出地为贫困县的流动人口服务利用情况要比非贫困县的流动人口差；每千人口医师数的影响并不显著（见表 6-30）。

表 6-30　接受健康教育影响因素组合模型的参数估计值

变量	b	SE	t 值	P 值
截距	0.96	0.52	1.85	0.082
截距方差	1.32	0.47	2.82	0.012
年龄	−0.34	0.07	−4.77	<0.001
流动范围	−0.37	0.10	−3.67	0.002

续表

变量	b	SE	t 值	P 值
受教育程度	0.32	0.08	3.89	0.001
就业单位性质	−0.03	0.07	−0.45	0.656
是否参加医保	0.60	0.23	2.55	0.021
是否为贫困县	−1.82	0.59	−3.08	0.007
每千人口医师数	1.00	0.58	1.73	0.102

健康教育的形式较多，包括提供健康教育资料、设置健康教育宣传栏、开展公众健康咨询、举办健康知识讲座以及在提供门诊医疗、上门访视等医疗卫生服务的同时开展个体化的健康教育。

从实际工作来看，健康教育服务的利用需要个体有较高的主动性。不管是阅览相应资料（包括宣传册、音像制品、宣传栏板报等）还是参与健康教育活动，对于个体的受教育程度都有较高的要求，因而在年轻、受过良好教育等具有相对较好健康素养的人群中，相关服务的开展会具有优势；经济社会发展水平高的地区对于个人健康素养也具有正向影响。而与影响健康档案建立的因素类似，缴纳医疗保险的人群在就医意愿上更强，使得开展个体化健康教育的可能性增大。

值得注意的是，流出地医疗资源的多少与健康教育服务利用的关系并不密切，进一步说明了健康教育的特点使得服务可及性的提高更依赖于个体依从性的提高，不是简单地增加供给就能轻易实现的。另外，受访流动人口中接受健康教育的地点集中在流出地（66.88%），因而与就业单位的联系不密切。

（四）接受健康体检的影响因素

空模型测算组内相关系数（ICC）为 0.097（$P = 0.006$），说明同一样本点的样本个体间存在聚集性，应采用多层 logistic 回归模型进行影响因素分析。将相关变量逐一代入式（6-7）中拟合，结果如下：女性要比男性更有可能接受健康体检；年龄在 35 周岁及以上的流动人口接受健康体检的情况要比 35 周岁以下的流动人口差；受教育程度越高的流动人口接受服务的情况越好；有医保的流动人口接受健康体检的情况要好于没有医保的；流出地为贫困县的流动人口服务利用情况要比非贫困县的流动人口差；而与健康教育类似，每千人口医师数的影响并不显著（见表 6-31）。

表 6-31　接受健康体检影响因素组合模型的参数估计值

变量	b	SE	t 值	P 值
截距	−0.12	0.35	−0.33	0.742
截距方差	0.35	0.12	2.85	0.011
性别	0.30	0.06	4.83	<0.001
年龄	−0.47	0.06	−7.70	<0.001
受教育程度	0.39	0.07	5.63	<0.001
就业单位性质	−0.10	0.02	−4.92	<0.001
是否参加医保	0.44	0.21	2.15	0.047
是否为贫困县	−1.21	0.31	−3.91	0.001
每千人口医师数	0.20	0.29	0.67	0.510

　　健康体检与健康档案的建立密切相关，是基本公共卫生服务项目的重要组成部分；同时，作为入学、入伍、入职等的基本流程，健康体检在日常生活中也十分普遍。但是，体检作为一类预防保健服务，本身并没有广泛的强制性，自主体检也往往不纳入医保报销范畴，而且，体检与疾病本身并不直接挂钩，相关认知较为薄弱。总体来看，该服务的利用与个体健康意识和素养密切相关。另外，目前企事业单位中的体检仍作为职员的额外福利提供，也不具备义务提供的性质。

　　结果还表明，除了年龄和受教育程度对健康素养产生了影响进而影响了服务利用；性别因素的作用应是受到了女性生理特征以及孕产期活动的影响。就业单位性质的作用尤其值得注意，组织管理规范的就业单位（党政机关、事业单位、国有企业、集体企业、三资企业）往往职员福利较好，健康体检的服务利用情况较好。尽管数据显示接受健康体检的流动人口超过一半在流出地体检，但考虑到整体利用率很低，以及流动人口长期不在流出地，流出地医疗卫生资源的配置情况所起的作用并不明显。

第五节 | 讨论和建议

一、流动人口在流出地基本公共卫生服务利用水平总体偏低，需强化健康教育和引导干预

总体来看，流动人口在流出地的基本公共卫生服务利用水平仍处于较低水平。研究关注的 7 类基本公共卫生服务中，仅有预防接种服务的覆盖率达到了基本公共服务体系"十二五"规划中基本医疗卫生服务国家标准的要求，其他服务项目的利用情况不容乐观，特别是健康体检和慢性非传染疾病筛查检测的覆盖率极低。

从未接受相应基本公共卫生服务项目的原因来看，"不知道"和"没时间"仍是主要原因。"不知道"实际上说明对于相关服务的宣传和健康教育仍不到位；"没时间"说明流动人口对于相应基本公共卫生服务的重视程度仍不够，即便健康教育和宣传使得流动人口掌握了一定的健康知识，但却不能转化为实际的健康行为和习惯。流动人口并不完全具备"预防"和"健康促进"的观念，这将极大地影响基本公共卫生服务的利用。

针对流动人口在流出地基本公共卫生服务利用总体水平较低的情况，应当在流出地开展针对性的健康教育和引导干预，在流动过程前，有效针对基本公共卫生服务项目进行宣传和教育，从流动源头提高流动人口对于基本公共卫生服务的知晓程度，并且要设法引导流动人口更加重视预防对于身体健康的重要意义，使之在流出地便积极主动地接受诸如健康体检、慢性病筛查检测等服务项目，养成关注自身身体健康发展、重视基本公共卫生服务项目利用的良好习惯。

二、不同服务项目利用水平存在差异，重点关注全人群适用项目和慢性非传染病管理

从分析结果来看，流动人口在流出地的不同服务项目之间的服务利用情况存在差异。相较而言，预防接种、0～6岁儿童健康管理和孕产妇健康管理的部分子项目服务情况较好，这与国家长期坚持宣传引导、健康教育以及对重点人群持续关注，甚至强制执行等措施密切相关。以预防接种为例，我国从20世纪70年代中期开始实施计划免疫，经过两到三代人的努力已经实现了服务的近乎全覆盖。相对的，健康档案建立、健康体检、健康教育等全人群适用项目以及慢性疾病筛查检测项目则尤其不理想。

基本公共卫生服务均等化除了要保障全人群享受相应服务，也应保障个体享受的各类服务是均衡的，否则不利于有效提升健康水平。当前，应当重点关注全人群适用的服务项目，特别是健康体检、健康档案建立、健康教育这类基础性服务项目，这些项目的覆盖能在直接提升人群健康结果的同时，帮助提升个体的健康意识。同时，也要着力强化慢性病管理项目，尽管目前流动人口慢性非传染疾病的患病率不高，但随着疾病谱转变（邱涛等，2012）、扩展家庭化继续发展（段成荣等，2013）、流动人口年龄结构老化、高龄人群占比上升等趋势加剧，慢性非传染疾病的管理服务需求增加将尤为明显。而目前流动人口的相关管理服务利用情况和对相关疾病的认知水平都存在着诸多问题，未来可能对人口安全造成极大危害，应引起重视，防患未然。

三、流动人口对流出地具有医疗卫生服务需求，应弥补医疗卫生资源供给缺口，优化配置

分析结果表明，流动人口在流出地有一定的医疗卫生服务需求。流出地医疗卫生服务供给能力发展严重滞后，基层医疗技术服务人员队伍建设

落后，相应的需求无法得到满足；而跨省流动的流动人口在基本公共卫生服务利用方面普遍不如省内流动的流动人口则充分说明，由于新型农村合作医疗保险与其他社会保障机制的接续及保障能力有限，使得流动人口在流入地也无法得到较好的医疗卫生服务。

针对医疗卫生资源的投入性不足，应着力发展流出地经济水平，强化医疗卫生服务能力，增强对相对落后地区的倾斜力度，重点强化医疗卫生服务队伍建设。而对于医疗资源因为流动人口的流动性特征带来的结构性不足，应在国家层面明确对流动人口的政策支持（吴明等，2013），建立针对流动人口公共卫生服务需求的保障机制，包括设法建立完善的转移支付制度，明确流动人口为政策获益主体。对人口集中的流入地提供财政补助，将流动人口服务数量也纳入流入地基层医疗卫生服务人员配置以及绩效考核的指标体系（吴明，2013），从流出地和流入地两端共同发力，优化资源配置，双向提高服务水平。

第七章

流动人口基本公共卫生服务知晓率

第一节 | 引言

一、研究目的

自基本公共卫生服务项目政策出台以来，经过十年的落实与完善，我国基本公共卫生服务工作取得了一定成效，为人民健康水平提高发挥了一定促进作用。研究分析基本公共卫生服务项目的实施情况，有利于评价项目实施的实际效果，有利于为项目进一步开展工作提供指导，有利于促进基本公共卫生服务项目政策的进一步完善。知晓率是判断基本公共卫生服务项目工作开展实施情况、评价基本公共卫生服务项目利用程度的一个重要指标。知晓率代表了基本公共卫生服务项目在人群中的宣传效果，表明人群对于项目的接受情况，人群知晓基本公共卫生服务项目是接受基本公共卫生服务项目的重要前提，是基本公共卫生服务项目顺利开展的必要条件。

很多学者就其所在地区进行了基本公共卫生服务项目知晓率调查研究，发现基本公共卫生服务项目知晓率偏低，在城乡方面存在显著差异（尚晓鹏，2016；翟瑜菲等，2019）。外来流动人口在城市享受的基本公共卫生服务与本地人口相比，主动性差、服务利用率低等问题仍然比较突出（聂欢欢等，2016；龙俊睿等，2014；尚晓鹏，2016）。

将流动人口作为研究对象，其流动特征因素是重要关注点，流动特征因素能够影响流动人口对基本公共卫生服务项目的利用情况与知晓程度。流动特征因素包括流动稳定性、流动时间、流动范围、流动原因等，是仅对流动人口有意义的因素，能够反映出流动人口独特的内部差异特征。研究流动人口对基本公共卫生服务项目的知晓率，必须要纳入流动特征因素，能够丰富和深化流动人口基本公共卫生服务项目知晓率的影响因素，对加强流动人口基本公共卫生服务项目知晓率、提高策略的针对性和适用性具有重要积极作用。

研究流动人口对于基本公共卫生服务的知晓情况及其影响因素，在实际工作中能够为流动人口基本公共卫生服务政策的制定提供思路与借鉴，有利于进一步推进基本公共卫生服务项目的落实，深入促进流动人口基本公共卫生服务的利用。

二、资料与方法

（一）资料来源

本章研究所用资料来源于"2015 年流动人口健康及卫生服务利用调查"，该调查选取北京、上海、深圳三个典型的流动人口聚集城市作为研究现场，在每个城市采用单纯随机抽样的方法，在所有区随机抽取两个区，每个区随机抽取 5 个街道，每个街道选取在本地居住一个月及以上，非本区（县、市）户口的 15 周岁及以上男性和女性流动人口 100 名进行问卷调查。最终获取有效样本量为 2504 人。

（二）研究方法

采用均数或构成比对调查对象的基本特征进行统计描述，采用卡方检验对不同特征流动人口知晓率进行比较，利用 logistic 回归模型探讨流动人口知晓率的影响因素，检验水准为 $\alpha = 0.05$。

（三）调查内容

调查问卷的内容包括四个部分：被调查者的基本人口学信息、家庭成员与收支情况、健康及生活方式和基本公共卫生服务项目。对知晓情况的测量方式为：将 12 项基本公共卫生服务内容❶具体罗列，由调查对象自行判断选择，以获取客观的知晓情况。

根据研究目的，对分析变量定义如下。

① 知晓率：对以上 12 项基本公共卫生服务项目，知晓三项及以上判定为"知晓"，三项以下判定为"不知晓"。

② 流动稳定性：自第一次流动以来，只在一个城市流动过的流动人口判定为"稳定"，超过一个城市判定为"不稳定"。

③ 住房情况：分为自己买房、租房，其他情况合并为"其他"。

④ 每天工作时间：将问卷中"您现在平均每周工作几天？"的数据与问题"您现在平均每天工作几小时？"的数据相乘，得到每周工作总时长。按照每周工作 5 天折算为每天工作时间≤8 小时、8～12 小时、>12 小时。

⑤ 健康自评：将问卷中"您认为自己的身体健康状况如何？"选项归类整合为高、中、低三级评价等级。

⑥ 生活习惯：健康生活习惯包括定期健康体检、不吸烟、不饮酒、不熬夜、每天进行体育锻炼 5 项，满足 4 项及以上为"健康"，2～3 项为"一般"，1 项及以下为"不健康"。

第二节 | 流动人口基本公共卫生服务知晓情况

一、基本特征描述

调查对象中（见表 7-1），男性 1095 人，占 43.73%，女性 1409 人，占 56.27%；平均年龄为 35.56（±12.03）岁，其中 15～29 岁 1070 人，

---

❶ （1）建立居民健康档案；（2）预防接种；（3）孕产妇健康管理；（4）老年人健康管理；（5）儿童健康管理；（6）慢性病患者健康管理；（7）中医药健康管理；（8）健康教育；（9）重性精神疾病患者管理；（10）结核病患者健康管理；（11）传染病和突发公共卫生事件报告和处理；（12）卫生监督协管。

占 42.73%，30～44 岁 836 人，占 33.39%，45 岁及以上 598 人，占 23.88%；受教育程度小学及以下的 288 人，占 11.50%，初中学历 868 人，占 34.66%，高中/中专/大专学历 801 人，占 31.99%，大学及以上 547 人，占 21.85%；平均每天工作时间不超过 8 小时的 560 人，仅占 22.36%，超过 12 小时的 658 人，占 26.28%；自初次外出流动以来，只在一个城市流动过的 1413 人，占 56.43%；平均流动时间为 8.04 年（中位数为 5.0 年）。

在住房情况方面，535 人自己买房，占 21.37%，1834 人租房，占 73.24%，其他情况有 535 人，占 21.37%；在健康自评方面，1631 人认为自己健康水平高，占 65.14%，762 人认为自己健康水平中等，占 30.43%；在生活习惯方面，347 人生活习惯健康，占 13.86%，1751 人生活习惯一般，占 69.93%，406 人生活习惯不健康，占 16.21%。

可见，每天工作时间较长、在外流动时间长、租房者占据大部分；在健康自评方面，大部分认为自身健康水平良好；在生活习惯方面，大部分人未能保持良好的生活习惯。

表 7-1　基本人口学特征及其他特征

变量	取值	频数/n	百分比/%
性别	男	1095	43.73
	女	1409	56.27
年龄/岁	15～29	1070	42.73
	30～44	836	33.39
	≥45	598	23.88
受教育程度	小学及以下	288	11.50
	初中	868	34.66
	高中/中专/大专	801	31.99
	大学及以上	547	21.85
流动稳定性	稳定	1413	56.43
	不稳定	1091	43.57

续表

变量	取值	频数/n	百分比/%
住房情况	自己买房	535	21.37
	租房	1834	73.24
	其他	535	21.37
平均每天工作时间/小时	≤8	560	22.36
	8～12	1286	51.36
	>12	658	26.28
健康自评	高	1631	65.14
	中	762	30.43
	低	111	4.43
生活习惯	健康	347	13.86
	一般	1751	69.93
	不健康	406	16.21

二、基本公共卫生服务知晓情况

流动人口基本公共卫生服务知晓水平较差，50.36％的调查对象对 12 类基本公共卫生服务项目都不知晓，知晓全部 12 项内容的人数仅占被调查者的 0.20％，流动人口基本公共卫生服务总体知晓率（知晓 3 项及以上）仅为 37.50％（见表 7-2）。

就各个项目而言，流动人口各项基本公共卫生服务知晓率也不容乐观，各项目知晓率都低于 50％。知晓率最高的三项分别是：预防接种（34.38％）、建立居民健康档案（30.35％）和孕产妇健康管理（28.19％）；最低的三项分别是：中医药健康管理（4.15％）、重性精神疾病患者管理（5.51％）和儿童健康管理（7.59％）（见图 7-1）。

表 7-2 流动人口基本公共卫生服务知晓项目数量情况

知晓项目数量	频数/n	百分比/%	累积百分比/%
12	5	0.20	0.20
11	5	0.20	0.40
10	5	0.20	0.60
9	10	0.40	1.00
8	15	0.60	1.60
7	48	1.92	3.52
6	108	4.31	7.83
5	149	5.95	13.78
4	293	11.70	25.48
3	301	12.02	37.50
2	221	8.83	46.33
1	83	3.31	49.64
0	1261	50.36	100.00
合计	2504	100.00	—

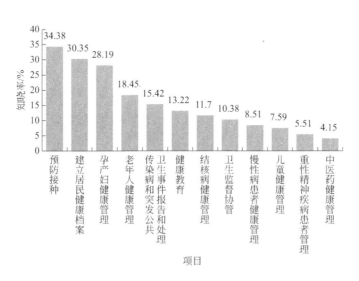

图 7-1 流动人口基本公共卫生服务项目知晓率

第三节 | 流动人口基本公共卫生服务知晓率影响因素研究

一、不同特征流动人口基本公共卫生服务知晓情况比较

从性别来看，女性流动人口的知晓率为 41.80%，男性流动人口的知晓率为 31.96%，女性流动人口知晓率显著高于男性流动人口，差异具有统计学意义（$\chi^2=25.45$，$P<0.01$）。从不同年龄段来看，15～29 岁流动人口的知晓率为 35.70%，30～44 岁流动人口的知晓率为 42.22%，45 岁及以上流动人口的知晓率为 34.11%，不同年龄段流动人口知晓率不同，差异具有统计学意义（$\chi^2=12.37$，$P<0.01$）。

从流动稳定性来看，稳定性高的流动人口知晓率为 39.56%，不稳定的流动人口知晓率为 34.83%，流动稳定的人口知晓率高于流动不稳定的人口，差异具有统计学意义（$\chi^2=5.88$，$P<0.05$）。

在住房情况方面，自己买房的流动人口知晓率为 51.11%，租房的流动人口知晓率为 36.97%，其他住房情况的流动人口知晓率为 35.89%。自己买房的流动人口知晓率显著高于租房及其他住房情况的流动人口，差异具有统计学意义（$\chi^2=11.49$，$P<0.01$）。自己买房表明有一定经济实力与基础，从某种侧面能够反映出经济水平较高的流动人口对健康问题及公共卫生服务利用更加关注。

在工作时间方面，每天工作时间 ≤8 小时的流动人口知晓率为 41.61%，每天工作时间在 8～12 小时之间的流动人口知晓率为 37.71%，每天工作时间 >12 小时的流动人口知晓率为 33.59%，差异具有统计学意义（$\chi^2=10.06$，$P<0.01$）。每天工作时间 8 小时及以内的流动人口知晓率显著高于其他工作时长较长的流动人口，流动人口每天工作时间越长，

知晓率越低，工作时间影响对基本公共卫生服务项目的知晓水平。

在不同健康自评情况方面，健康自评水平高的流动人口知晓率为37.16%，健康自评水平中等的流动人口知晓率为36.09%，健康自评水平低的流动人口知晓率为52.25%，差异具有统计学意义（$\chi^2=11.04$，$P<0.01$）。健康自评水平较低的流动人口反而更加知晓基本公共卫生服务项目，知晓率更加显著，说明自身认为健康水平低，更加关注日常卫生服务内容。

总体而言，不同特征的流动人口基本公共卫生服务总体知晓率不同。对流动人口基本公共卫生服务总体知晓率有影响的变量为性别、年龄、流动稳定性、住房情况、每天工作时间和健康自评（见表7-3）。流动人口的受教育程度和生活习惯对基本公共卫生服务总体知晓率没有影响，差异无统计学意义（见表7-3）。

表7-3 不同特征流动人口基本公共卫生服务知晓率比较

变量	取值	知晓人数	知晓率/%	χ^2	P 值
性别	男	350	31.96	25.45	<0.0001
	女	589	41.80		
年龄/岁	15～29	382	35.70	12.37	0.0021
	30～44	353	42.22		
	≥45	204	34.11		
受教育程度	小学及以下	113	39.24	3.37	0.1851
	初中	334	38.49		
	高中/中专/大专	305	38.07		
	大学及以上	187	34.19		
流动稳定性	稳定	559	39.56	5.88	0.0153
	不稳定	380	34.83		
住房情况	自己买房	69	51.11	11.49	0.0032
	租房	678	36.97		
	其他	192	35.89		

续表

变量	取值	知晓人数	知晓率/%	χ^2	P 值
平均每天工作时间/小时	≤8	233	41.61	10.06	0.0065
	8~12	485	37.71		
	>12	221	33.59		
健康自评	高	606	37.16	11.04	0.0040
	中	275	36.09		
	低	58	52.25		
生活习惯	健康	134	33.00	5.41	0.0669
	一般	681	38.89		
	不健康	124	35.73		

二、流动人口基本公共卫生服务知晓率影响因素分析

以基本公共卫生服务总体知晓情况为因变量（知晓＝1；不知晓＝0），性别、年龄、流动稳定性、住房情况、平均每天工作时间和健康自评为自变量（见表7-4），采用逐步回归法（纳入标准为0.1，排除标准为0.1）建立二元 logistic 回归模型，结果见表7-5。

表 7-4　自变量赋值表

因素	赋值
性别	0＝男，1＝女
年龄	1＝15~29 岁，2＝30~44 岁，3＝45 岁及以上
流动稳定性	0＝不稳定，1＝稳定
住房情况	1＝租房，2＝自己买房，3＝其他
平均每天工作时间	1＝8 小时及以下，2＝8~12 小时，3＝12 小时以上
健康自评	1＝低，2＝中，3＝高

由结果可知（见表7-5），性别、年龄、流动稳定性、住房情况、平均每天工作时间和健康自评均是流动人口基本公共卫生服务知晓率的影响

因素。女性流动人口更加知晓基本公共卫生服务项目，女性流动人口知晓
基本公共卫生服务的可能性是男性的 1.420 倍；较为年轻的流动人口更加
知晓基本公共卫生服务项目，30～44 岁年龄组流动人口知晓基本公共卫
生服务的可能性是 45 岁及以上年龄组的 1.464 倍；流动稳定性会影响知
晓基本公共卫生服务项目的程度，流动稳定的人口知晓基本公共卫生服务
的可能性是流动不稳定人口的 1.189 倍；有一定经济实力的流动人口更加
知晓基本公共卫生服务项目，自己买房居住的流动人口知晓基本公共卫生
服务的可能性是租房居住流动人口的 1.690 倍；工作时间越久对基本公共
卫生服务项目了解越差，每天工作时间不超过 8 小时的流动人口知晓基本
公共卫生服务的可能性是每天工作时间 12 小时以上流动人口的 1.412 倍
(1/0.708)；认为自身健康水平低的流动人口更加关注基本公共卫生服务
项目，相对于中、高水平健康自评的流动人口，低水平健康自评的流动人
口知晓基本公共卫生服务可能性更高。

表 7-5　流动人口基本公共卫生服务知晓率影响因素分析

变量	取值	β	SE	P 值	OR 值	95%CI	
性别	男（对照）						
	女	0.175	0.044	<0.001	1.420	1.196	1.687
年龄/岁	≥45（对照）						
	<30	−0.075	0.063	0.232	1.081	0.857	1.363
	30～44	0.228	0.060	<0.001	1.464	1.169	1.833
流动稳定性	不稳定（对照）						
	稳定	0.086	0.043	0.043	1.189	1.005	1.405
住房情况	租房（对照）						
	自己买房	0.340	0.124	0.006	1.690	1.179	2.423
	其他	−0.155	0.089	0.081	1.030	0.836	1.270
平均每天工作时间/小时	≤8（对照）						
	8～12	−0.020	0.057	0.722	0.816	0.660	1.010
	>12	−0.162	0.069	0.019	0.708	0.551	0.910

续表

变量	取值	β	SE	P 值	OR 值	95%CI	
	低（对照）						
健康自评	中	−0.201	0.085	0.017	0.556	0.370	0.836
	高	−0.185	0.079	0.019	0.565	0.381	0.838

第四节 讨论与建议

一、我国流动人口基本公共卫生服务知晓水平较低，需加大宣传力度

调查结果表明，我国流动人口基本公共卫生服务知晓水平较低。仅0.2％的调查对象知道全部12项基本公共卫生服务项目，37.50％知道三项及以上基本公共卫生服务项目；建立居民健康档案服务项目的知晓率仅次于预防接种，为30.35％，但远远低于当年（2015年）国家工作任务目标要求的"居民健康档案规范化电子建档率达到75％以上"❶。由此可见，虽然国家基本公共卫生服务项目已经开展多年，但流动人口群体对项目的知晓情况还很不理想。一方面，流动人口基本公共卫生服务总体知晓率和各单项服务知晓率都偏低，流动人口对基本公共卫生服务项目主要表现为被动利用，对服务效果具有负面影响；另一方面，对比各项目的知晓水平，可以发现，基本公共卫生服务各项目间存在发展不平衡的问题，流动人口基本公共卫生服务的宣传教育工作还有很大的进步空间。基于其流动特性，流动人口在当地获取基本公共服务信息的能力和主动性往往低于本

---

❶ 中华人民共和国国家卫生和计划生育委员会. 关于做好2015年国家基本公共卫生服务项目工作的通知［EB/OL］. http：//law. pharmnet. cn/laws/detail _ 3027. html. 2015-06-11/2020-03-08.

地人口（周庆誉等，2014；郭静等，2014；岳经纶等，2014；陈丽等，2012）。

为了确保流动人口有均等机会获取国家基本公共卫生服务，基层卫生服务部门必须进一步加强对流动人口基本公共卫生服务内容的宣传教育活动。一方面，结合流动人口知晓情况偏低的现状，建立多样化的宣传体系，扩大流动人口基本公共卫生服务宣传教育活动的人群覆盖面；另一方面，加强对流动人口知晓水平较低项目的宣传工作，促进各服务项目知晓率的平衡发展，针对知晓率低的项目着重宣传，促进基本公共卫生服务项目知晓率的全面提升，保障流动人口对所有基本公共卫生服务项目的知情权利。

二、流动人口基本公共卫生服务实际利用率与知晓率存在较大偏差，需加大宣传深度

流动人口基本公共卫生服务实际利用率与知晓率存在较大偏差。例如，以往文献和调查数据显示流动人口预防接种的覆盖率接近 90％（周庆誉等，2014），但本次调查结果显示流动人口关于"预防接种属于基本公共卫生服务内容"的知晓率只有 34.38％。可见，在现实生活中，流动人口基本公共卫生服务项目的实际利用与知晓水平存在较大差异。究其原因，有可能社区或者基本医疗机构已经为流动人口提供了相应的基本公共卫生服务，但流动人口在已经享有基本公共卫生服务的情况下，并未了解相关服务项目具体情况，即并未意识到自身已经享有某项基本公共卫生服务项目，且并未深入了解该项目的含义与具体方面，缺乏深层次的认知。

国家基本公共卫生服务项目旨在长期地促进国民健康保健水平，大多数服务项目必须长期持续地参与才能有效地发挥作用。保证流动人口的知情权利，加深流动人口对项目的了解深度，激发流动人口主动参与的意识，才能更好地促进基本公共卫生服务项目的实施，才能更深层次地促进基本公共卫生服务均等化的实现，才能真正实现基本公共卫生服务的长期

持续发展。因此，在推广基本公共卫生服务项目时，必须提高流动人口对基本公共卫生服务的认知深度，使流动人口全面了解基本公共卫生服务政策的背景、意义、目标、具体内容和参与方式，填平流动人口基本公共卫生服务认知盲区。这既有利于流动人口个体健康意识的提升，也是真正发挥国家基本公共卫生服务长远战略意义的重要举措。

三、充分发挥流动人口工作场所功能，因地制宜开展基本公共卫生服务宣传教育

流动人口作为"社会人"，其态度和行为都会受到环境因素的影响，灵活考虑流动人口的生存环境因素对提高宣传效率具有重要意义。多因素回归分析发现，流动人口每周工作时间是影响基本公共卫生服务知晓率的显著因素，表明流动人口的工作环境对其获取健康知识的重要性。本次调查发现，54.27%的流动人口每周工作7天，超过四分之三的流动人口平均每周工作时间超过《劳动法》规定的最高44小时。过长的工作时间一方面是人类健康危险因素之一，直接危害人体身心健康，另一方面则导致流动人口缺乏时间和精力主动关注健康服务信息，难以了解基本公共卫生服务项目内容，缺乏途径以提升健康素养。工作场所成为流动人口长期持续接触及接受各方面信息源的重要环境。

为了保障流动人口健康水平，一方面，需要解决流动人口不良的工作环境问题，逐步地规范流动人口工作时间，使流动人口劳动时间符合正常法制规定，减少长时间工作对健康水平的损害；另一方面，基层卫生服务机构和社区相关工作人员应主动适应流动人口特征，积极寻求流动人口集中的工厂企业负责人员的配合，在流动人口的工作场所定期进行基本公共卫生服务宣传教育活动。根据流动人口基本特征及其对公共卫生服务内容的需求，针对性地宣传基本公共卫生服务项目，便利流动人口了解基本公共卫生服务项目具体内容，在工作环境中潜移默化提高流动人口对基本公共卫生服务项目的知晓水平，从而提升流动人口基本公共卫生服务利用水平。

第八章

流动人口基本公共卫生服务满意度

第一节 | 引言

一、研究目的

随着基本公共卫生服务政策不断完善,国家投入了大量人力、物力与财力推进基本公共卫生服务项目的落实与效果评估。从财政支出看,2009年至2020年,国家对基本公共卫生服务的人均补贴逐年提高,由2009年的15元提高至2020年的74元;从服务项目看,从2009年的10项增加到2020年的12项,包括原基本公共卫生服务内容和新划入基本公共卫生服务内容两大类。那么,基本公共卫生服务实施的效果究竟如何?2014年,卫计委正式启动了基本公共卫生服务项目的评估工作,以全面了解2009年服务实施以来取得的成效。虽然国家在基本公共卫生服务项目的推进和评估工作中支出巨大,但对服务实施的效果评价还不完善,主要体现在两方面:一是评价内容片面,如单一地考核服务机构中各个服务项目的完成率,或片面地评估服务项目现行的管理制度和运行情况;二是评价角度单一,基本公共卫生服务的实施效果大都从服务提供方的角度进行评价,少有从服务接受方的角度进行评价(洪丹丹等,2012;尚晓鹏等,2015;于亮等,2012;高坤生等,2016),而满意度是基于服务接受方的角度对服务实施效果进行评价的常用综合指标。流动人口基本公共卫生服务满意度不仅能够反映服务项目实施后流动人口对服务的总体感知状况,还可以作为流动人口对基本公共卫生服务实施效果的评价指标。

据此,本章利用"2015年流动人口健康及卫生服务利用调查"数据,结合我国实际构建流动人口基本公共卫生服务满意度评价指标体系,利用结构方程模型分析流动人口基本公共卫生服务满意度现状及其影响因素。从服务接受方的角度评价流动人口基本公共卫生服务实施效果，为今后进一步指导流动人口基本公共卫生服务的落实和改善提供参考依据。

二、资料与方法

（一）数据来源

研究所用数据来源于"2015 年流动人口健康及卫生服务利用调查"，该调查在北京、上海、深圳三个典型的流动人口聚集城市开展，采用简单随机抽样方法，调查对象为在本地居住一个月及以上，非本区（县、市）户口的 15 周岁及以上流动人口。选取知晓并且接受过基本公共卫生服务的流动人口，经过筛选，最终获取有效样本量 1008 人。本部分主要利用数据内容包括基本人口学信息、流动信息、健康信息、基本公共卫生服务评价及满意度信息。

（二）理论模型

顾客满意度属于经济心理学范畴，可通过建立模型对其进行测量。顾客满意度指数模型即是将满意度与相关变量联系起来，并对不同层级的满意度评价变量进行综合的指数测评。它包含六个主要的满意度相关因子，六个因子可以分为三个部分，一是顾客期望、感知质量与感知价值，他们是影响满意度的主要因子，也被称为前导因子；二是顾客满意度因子，这一因子对于前导因子而言被称为结果因子；三是顾客抱怨与顾客忠诚，对于满意度因子而言，顾客抱怨与顾客忠诚又是结果因子。

以顾客满意度指数模型为基础，结合我国基本公共卫生服务实际情况，构建本研究的初始模型。基本公共卫生服务不同于其他经济领域的消费活动，国家和相关服务机构为服务提供方，流动人口为服务接受方，提供方式为免费。因此，基本公共卫生服务如果引用顾客满意度指数模型，需要考虑以下几个方面:①居民对基本公共卫生服务有无"期望",或"期望"的大小;②从概念上而言,"感知价值"变量无从测量,该如何处理;③"顾客抱怨""顾客忠诚度"是否必要;④是否需要增加新的变量。

首先,虽然从国内一些企业的实践结果看,期望对满意度的影响较小,但都保留了顾客期望这一变量,因而本研究也将其纳入模型,以验证其影响的大小及作用。其次,对于基本公共卫生服务而言,付费的一方并非服务的接受者,服务的接受者接受的服务是免费的,因而"感知价值"这一因子从概念上来说,不适于用来测量基本公共卫生服务,故本研究予以剔除。再者,"顾客抱怨"对于基本公共卫生服务来说,不是本次研究的重点,因而本研究不予考虑。"顾客忠诚度"这一因子对于本研究课题而言,也没有重要意义,也不予考虑。最后,基本公共卫生服务与其他行业最大的不同在于服务过程中服务人员和服务机构的形象与交流情况是满意度的主要影响因素,因而本文拟新增"服务过程"变量,该变量包括服务人员及服务机构的相关观测变量。综合考虑,最终确定本文研究模型的主要因子有服务期望、感知质量、服务过程、服务满意度。此外,本研究还将引入协变量,以观察在控制了流动人口的一些基本社会人口学特征后,其他因子对基本公共卫生服务满意度的影响及其路径。完整的模型路径图见图 8-1。

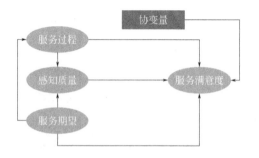

图 8-1　流动人口基本公共卫生服务满意度理论模型

（三）数据处理方法

利用 SAS 软件及 MPLUS 软件进行数据处理和统计分析。采用描述性统计方法对流动人口基本人口学特征、对基本公共卫生服务的期望和评价、基本公共卫生服务总体满意度状况进行分析；采用卡方检验比较分析不同特征流动人口的满意度；采用结构方程模型分析流动人口基本公共卫生服务满意度影响因素及其作用机制。

第二节　流动人口基本公共卫生服务满意度状况

一、基本人口学特征

本次研究有效样本 1008 人，样本年龄均值 35.05 岁，最低年龄为 16 岁，最高年龄为 73 岁。从性别来看，女性人口居多，共 619 人，占比为 61.41%；分年龄段来看，青壮年流动人口仍占据大部分比例，29 岁及以下的年龄组占比最高（38.79%），其次是 30~39 岁组（28.08%），40~49 岁的流动人口也占据一定的比例（19.74%），占比最低的为 50 岁及以上的流动人口，仅占 13.39%；从受教育程度来看，流动人口受教育程度普遍偏低，占比最高的为初中教育程度（39.38%），其次是高中/中专/大专（28.97%），大学及以上的流动人口只有 20.34%，且仍有 11.31% 的流动人口受教育程度为小学及以下；从婚姻状况来看，大部分流动人口为在婚状态（61.51%）；流动人口多数健康状况较好，有 70.93% 的流动人口自评健康为"好"；从工作时间上来看，69.94% 的流动人口平均每天工作时间在 8 小时及以内；流动人口平均流动时间为 6.17 年，中位数为 4 年，其中 57.74% 的流动人口流动时间为 4 年以上，42.26% 的流动人口流动时间为 4 年及以下（见表 8-1）。

表 8-1　基本人口学特征

变量	取值	频数/n	百分比/%
性别	男	389	38.59
	女	619	61.41
年龄段/岁	≤29	391	38.79
	30～39	283	28.08
	40～49	199	19.74
	≥50	135	13.39
受教育程度	小学及以下	114	11.31
	初中	397	39.38
	高中/中专/大专	292	28.97
	大学及以上	205	20.34
婚姻状况	不在婚	388	38.49
	在婚	620	61.51
健康状况	一般	293	29.07
	好	715	70.93
平均每天工作时间/小时	≤8	705	69.94
	>8	303	30.06
流动时间/年	≤4	426	42.26
	>4	582	57.74

数据来源：2015 年流动人口健康及卫生服务利用调查。

二、流动人口对基本公共卫生服务的期望和评价

（一）服务期望

服务期望因子包含"满足需要的整体期望值""服务可靠性期望值"及"满足个性化需求期望值"三个变量，每个变量的结果分为 5 个等级，占比分别为"非常低、较低、一般、较高、非常高"。由表 8-2 可知，各

观测变量评价占比最高的均在"较高"这一等级，占比分别为 58.23%、55.85% 和 56.55%；其次是评价为"一般"的等级，各观测变量占比分别为 27.78%、27.68% 和 27.88%。

表 8-2　服务期望评价情况

服务期望因子	非常低		较低		一般		较高		非常高	
	n	%	n	%	n	%	n	%	n	%
满足需要的整体期望值	28	2.78	22	2.18	280	27.78	587	58.23	91	9.03
服务可靠性期望值	13	1.29	47	4.66	279	27.68	563	55.85	106	10.52
满足个性化需求期望值	16	1.59	18	1.79	281	27.88	570	56.55	123	12.20

（二）感知质量

感知质量因子包括六个变量，分别为"服务的有效性""服务的便捷性""服务环境""服务内容的广泛性""服务内容的针对性/有用性"和"服务技术"。各变量评价情况见表 8-3，各观测变量评价占比最高的等级均在"较高"这一等级，占比分别为 43.45%、42.86%、51.49%、48.51%、43.95% 和 50.60%；其次是"一般"等级，各观测变量占比分别为 40.87%、37.00%、28.87%、32.74%、38.59% 和 34.23%。

表 8-3　感知质量评价情况

感知质量因子	非常低		较低		一般		较高		非常高	
	n	%	n	%	n	%	n	%	n	%
服务的有效性	26	2.58	61	6.05	412	40.87	438	43.45	71	7.05
服务的便捷性	12	1.19	73	7.24	373	37.00	432	42.86	118	11.71
服务环境	18	1.79	69	6.85	291	28.87	519	51.49	111	11.01
服务内容的广泛性	13	1.29	71	7.04	330	32.74	489	48.51	105	10.42
服务内容的针对性/有用性	14	1.39	78	7.74	389	38.59	443	43.95	84	8.33
服务技术	14	1.39	45	4.46	345	34.23	510	50.60	94	9.33

（三）服务过程

服务过程因子包含六个变量，分别为"服务人员素质""服务人员给予您的解释和交流情况""服务人员的服务形象""服务机构接受投诉和建议的通畅程度""服务机构对建议的反馈""接受卫生服务后对服务的总体感知程度"。各变量评价占比最高的等级均在"较高"这一等级，占比分别为 42.86％、43.75％、48.81％、42.26％、44.15％和 46.33％；其次是"一般"等级，占比分别为 38.99％、40.87％、35.12％、36.81％、38.39％和 37.70％（见表 8-4）。

表 8-4　服务过程评价情况

服务过程因子	非常低		较低		一般		较高		非常高	
	n	%	n	%	n	%	n	%	n	%
服务人员素质	23	2.28	84	8.33	393	38.99	432	42.86	76	7.54
服务人员给予您的解释和交流情况	32	3.17	63	6.25	412	40.87	441	43.75	60	5.95
服务人员的服务形象	18	1.79	66	6.55	354	35.12	492	48.81	78	7.74
服务机构接受投诉和建议的通畅程度	33	3.27	67	6.65	371	36.81	426	42.26	111	11.01
服务机构对建议的反馈	39	3.87	55	5.46	387	38.39	445	44.15	82	8.13
接受卫生服务后对服务的总体感知程度	27	2.68	58	5.75	380	37.70	467	46.33	76	7.54

（四）各因子得分情况

对服务期望、感知质量、服务过程进行重新定义及赋值，各观测变量评价从低到高分别赋值为 1 到 5 分：①服务期望由 3 个观测变量组成，将 3 个观测变量得分加总，最低分为 3 分，最高分为 15 分。重新整理后以均值 11 分为标准，将服务期望分为得分低与得分高两组，其中得分在 11 分及以下划为得分低，得分在 11 分以上划为得分高。②感知质量由 6 个观测变量组成，最低分为 6 分，最高分为 30 分。重新整理后以均值 21 分为标准，将感知质量分为得分低与得分高两组，其中得分在 21 分及以下划为得分低，得分在 21 分以上划为得分高。③服务过程由 6 个观测变量组成，将 6 个观测变量的得分加总，最低分为 6 分，最高分为 30 分。重新整理后以均值 20 分为标准，将服务过程分为得分低与得分高两组，其中得分在 20 分及以下划为得分低，得分在 20 分以上划为得分高。

服务期望、感知质量、服务过程得分情况如表 8-5 所示，结果表明，流动人口基本公共卫生服务各因子的得分状况较好，其中服务过程"得分高"的占比最高，为 60.42%，说明流动人口对基本公共卫生服务的服务过程评价最好；其次是服务期望，"得分高"的占比为 56.85%；感知质量"得分高"的占比最低，为 55.36%。

表 8-5　流动人口基本公共卫生服务各因子得分情况

变量	取值	频数/n	百分比/%
服务期望	得分低	435	43.15
	得分高	573	56.85
感知质量	得分低	450	44.64
	得分高	558	55.36
服务过程	得分低	399	39.58
	得分高	609	60.42

三、流动人口基本公共卫生服务总体满意度状况

（一）总体满意度情况

数据结果表明（表 8-6），流动人口对基本公共卫生服务的总体满意度评价较好，有 52.98% 的流动人口对基本公共卫生服务的评价为满意，47.02% 的流动人口给出了不满意的评价。总体来看，满意度水平较好，但还有进一步提升的空间。

表 8-6　流动人口基本公共卫生服务总体满意度

总体满意度	频数/n	百分比/%
不满意	474	47.02
满意	534	52.98

（二）满意度各变量评价

满意度因子包含"对卫生服务的整体满意程度""获得的服务与预期的服务相比的满意度"及"获得的服务与理想的服务相比的满意度"三个观测变量，评价等级占比最高的均为"较高"这一等级，在各观测变量中的占比分别为 51.79%、50.99% 和 55.36%；其次是评价为"一般"的等级，在各观测变量中占比分别为 44.05%、47.02% 和 41.17%（见表 8-7）。

表 8-7　流动人口基本公共卫生服务满意度观测变量评价情况

满意度因子	非常低		较低		一般		较高		非常高	
	n	%	n	%	n	%	n	%	n	%
对卫生服务的整体满意程度	0	0.00	30	2.98	444	44.05	522	51.79	12	1.19
获得的服务与预期的服务相比的满意度	0	0.00	11	1.09	474	47.02	514	50.99	9	0.89
获得的服务与理想的服务相比的满意度	0	0.00	18	1.79	415	41.17	558	55.36	17	1.69

四、流动人口基本公共卫生服务满意度比较

以总体满意度为因变量，以性别、年龄、受教育程度、婚姻状况、健康状况、平均每天工作时间、流动时间、服务期望、感知质量及服务过程为分组变量，采用卡方检验比较不同特征流动人口基本公共卫生服务整体满意度之间有无差异。

结果显示（见表 8-8），不同流动时间、服务期望、感知质量及服务

过程的流动人口服务评价满意度间存在显著差异（$P<0.05$）。从流动时间来看，流动时间为 4 年及以内的流动人口对于基本公共卫生服务的总体满意状况好于 4 年以上的流动人口（$\chi^2=12.18$，$P<0.01$）；从服务期望来看，服务期望得分越高，流动人口的满意状况评价越倾向于"满意"（$\chi^2=85.57$，$P<0.01$）；从感知质量来看，感知质量得分越高，流动人口的满意状况评价越倾向于"满意"（$\chi^2=256.64$，$P<0.01$）；从服务过程来看，服务过程得分越高，流动人口的满意状况评价越倾向于"满意"（$\chi^2=296.22$，$P<0.01$）。

表 8-8 流动人口基本公共卫生服务满意度比较分析

变量	取值	频数/n	百分比/%	χ^2 值	P 值
性别	女	325	52.50	0.14	0.70
	男	209	53.73		
年龄/岁	≤29	203	51.92	2.08	0.55
	30～39	150	53.00		
	40～49	102	51.26		
	≥50	79	58.52		
受教育程度	小学及以下	70	61.40	6.84	0.08
	初中	219	55.16		
	高中/中专/大专	142	48.63		
	大学及以上	103	50.24		
婚姻状况	不在婚	209	53.87	0.20	0.65
	在婚	325	52.42		
健康状况	一般	156	53.24	0.01	0.91
	好	378	52.87		
平均每天工作时间/小时	≤8	367	52.06	0.80	0.37
	>8	167	55.12		
流动时间/年	≤4	253	59.39	12.18	<0.01
	>4	281	48.28		
服务期望	得分低	157	36.09	85.57	<0.01
	得分高	377	65.79		

续表

变量	取值	频数/n	百分比/%	χ^2 值	P 值
感知质量	得分低	110	24.44	256.64	<0.01
	得分高	424	75.99		
服务过程	得分低	78	19.55	296.22	<0.01
	得分高	456	74.88		

第三节 | 流动人口基本公共卫生服务满意度影响因素研究

采用结构方程模型对流动人口基本公共卫生服务满意度的影响因素进行研究。模型的构建分两部分进行：第一部分通过验证性因子分析检验测量模型是否合适，即验证本研究构建的流动人口基本公共卫生服务满意度指标体系是否合适；第二部分根据流动人口基本公共卫生服务满意度模型构建各潜变量之间关系的初始路径模型，并进行修正，得出最终的流动人口基本公共卫生服务满意度模型。

一、测量模型验证性因子分析

验证性因子分析是结构方程模型的重要组成部分，也被称作测量模型，主要处理观测变量与潜变量之间的关系，以不同的拟合程度指标综合判断模型建立的好坏。

（一）测量模型构建

根据满意度指数的相关理论模型构建初始测量模型，本研究测量模型包括服务期望、感知质量、服务过程与服务满意度四个潜变量，它们由各自的观测变量构成，具体情况见表8-9。

表 8-9 流动人口基本公共卫生服务满意度各因子及观测变量

潜变量/因子	变量名	观测变量
服务期望	X_1	提供的服务能满足您需要的整体期望值
	X_2	服务可靠性期望值
	X_3	服务满足您个性化需求的期望值
感知质量	X_4	服务的有效性
	X_5	服务的便捷性
	X_6	服务环境
	X_7	服务内容的广泛性
	X_8	服务内容的针对性/有用性
	X_9	服务技术
服务过程	X_{10}	服务人员素质
	X_{11}	服务人员给予您的解释和交流情况
	X_{12}	服务人员的服务形象
	X_{13}	卫生服务机构接受投诉和建议的通畅程度
	X_{14}	卫生服务机构对建议的反馈
	X_{15}	您接受卫生服务后对服务的总体感知程度
服务满意度	X_{16}	您对卫生服务的整体满意程度
	X_{17}	您获得的服务与预期的服务相比的满意程度
	X_{18}	您获得的服务与理想的服务相比的满意程度

（二）初始模型拟合

按照设定的初始模型进行基本公共卫生服务满意度的验证性因子分析。首先是模型识别，每个潜变量都通过固定负荷指定了尺度单位。其次是估计方法，模型采用的参数估计方法为均数方差调整加权最小二乘法（WLSMV），它以加权最小二乘法为基础，具有良好的稳健估计，适用于模型中带有分类结局测量。

在满足了模型识别要求和确定了模型估计方法后，进行初步的验证性因子分析。由各项拟合指标可知（结果见表 8-10），模型拟合成功且良好，其中 $\chi^2 = 951.865$，CFI = 0.979，TLI = 0.976，RMSEA = 0.074，均在拟合标准范围内。

表 8-10　始模型拟合结果

指标	χ^2	RMSEA	CFI	TLI
取值	951.865	0.074	0.979	0.976

（三）模型修正

分析模型的标化因子载荷及标化因子载荷平方（R^2）。因子载荷可以理解为潜变量与观测变量的相关系数，取值在 0～1 之间，因子载荷越大代表二者相关性越强；而 R^2 表示潜变量可以解释的观测变量的程度，观测变量的 R^2 越高，说明该观测变量的变异被潜变量解释的比例越高，其可靠度也越高。

结果显示（见表 8-11），除了"服务满意度"中的观测变量"您获得的服务与理想的服务相比的满意程度"外，模型中其他每个指标的因子载荷都满足因子载荷的截断值标准（0.4～1.0）。而"服务满意度"中的观测变量"您获得的服务与理想的服务相比的满意程度"大于截断值标准，可能是由于与其他观测变量存在高度共线性，为了达到优化模型与精简模型的目的，考虑将该观测变量予以剔除。

表 8-11　初始模型验证性因子分析结果

因子	变量名	观测变量	标化因子载荷	P 值	R^2
服务期望	X_1	提供的服务能满足您需要的整体期望值	0.88	<0.01	0.77
	X_2	服务可靠性期望值	0.90	<0.01	0.81
	X_3	服务满足您个性化需求的期望值	0.91	<0.01	0.83
感知质量	X_4	服务的有效性	0.76	<0.01	0.58
	X_5	服务的便捷性	0.72	<0.01	0.51
	X_6	服务环境	0.68	<0.01	0.46
	X_7	服务内容的广泛性	0.73	<0.01	0.54
	X_8	服务内容的针对性/有用性	0.78	<0.01	0.60
	X_9	服务技术	0.78	<0.01	0.61

续表

因子	变量名	观测变量	标化因子载荷	P 值	R^2
	X_{10}	服务人员素质	0.68	<0.01	0.46
	X_{11}	服务人员给予您的解释和交流情况	0.70	<0.01	0.49
	X_{12}	服务人员的服务形象	0.79	<0.01	0.63
服务过程	X_{13}	卫生服务机构接受投诉和建议的通畅程度	0.78	<0.01	0.61
	X_{14}	卫生服务机构对建议的反馈	0.89	<0.01	0.80
	X_{15}	您接受卫生服务后对服务的总体感知程度	0.86	<0.01	0.74
	X_{16}	您对卫生服务的整体满意程度	0.91	<0.01	0.82
服务满意度	X_{17}	您获得的服务与预期的服务相比的满意程度	0.95	<0.01	0.90
	X_{18}	您获得的服务与理想的服务相比的满意程度	1.02	<0.01	—

(四)最终模型拟合

去掉观测变量"您获得的服务与理想的服务相比的满意程度"后,进行第二次验证性因子分析,拟合结果见表 8-12。

表 8-12 最终模型拟合结果

指标	χ^2	RMSEA	CFI	TLI
取值	926.552	0.078	0.972	0.966

模型初始拟合 $\chi^2=926.552$,较初始模型低,近似误差均方根 RMSEA 为 0.078,CFI 为 0.972,TLI 为 0.966,模型拟合成功且较好。由标化因子载荷和 R^2 可知,标化后各观测变量的因子载荷在 0.67~0.95 之间,均满足大于 0.4 的因子载荷截断值标准,同时未出现异常值,且较第一次拟合状况有较大改善。从观测变量的标化 R^2 来看,各个观测变量的解释程度都较高(见表 8-13)。

表 8-13　最终模型验证性因子分析结果

因子	变量名	观测变量	标化因子载荷	P 值	R^2
服务期望	X_1	提供的服务能满足您需要的整体期望值	0.88	<0.01	0.78
	X_2	服务可靠性期望值	0.90	<0.01	0.81
	X_3	服务满足您个性化需求的期望值	0.91	<0.01	0.82
感知质量	X_4	服务的有效性	0.77	<0.01	0.59
	X_5	服务的便捷性	0.71	<0.01	0.51
	X_6	服务环境	0.68	<0.01	0.46
	X_7	服务内容的广泛性	0.73	<0.01	0.54
	X_8	服务内容的针对性/有用性	0.78	<0.01	0.60
	X_9	服务技术	0.78	<0.01	0.61
服务过程	X_{10}	服务人员素质	0.67	<0.01	0.45
	X_{11}	服务人员给予您的解释和交流情况	0.70	<0.01	0.49
	X_{12}	服务人员的服务形象	0.79	<0.01	0.63
	X_{13}	卫生服务机构接受投诉和建议的通畅程度	0.79	<0.01	0.62
	X_{14}	卫生服务机构对建议的反馈	0.89	<0.01	0.79
	X_{15}	您接受卫生服务后对服务的总体感知程度	0.86	<0.01	0.74
服务满意度	X_{16}	您对卫生服务的整体满意程度	0.89	<0.01	0.79
	X_{17}	您获得的服务与预期的服务相比的满意程度	0.95	<0.01	0.91

综上所述，本研究的基本公共卫生服务满意度模型拟合成功且良好，各个潜变量都可以很好地解释各自的观测变量，表明该测量模型可以用来测量流动人口的基本公共卫生服务的满意度，整个测量模型的系数见图 8-2。

二、流动人口基本公共卫生服务满意度路径分析

在确定了测量模型后，对各个潜变量进行结构方程分析，即外生潜变

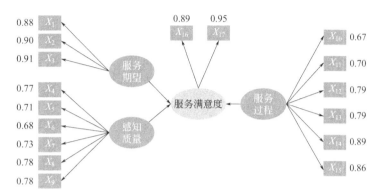

图 8-2　最终测量模型图

量如何影响内生潜变量，以及潜变量之间的相互关系。本部分用到的外生潜变量有服务期望、感知质量、服务过程，被解释的内生潜变量为服务满意度。同时为了使拟合的模型更合理，本次分析中还纳入了控制协变量，分别为性别、年龄、健康状况、流动时间等。具体赋值情况见表 8-14。

表 8-14　路径分析赋值表

变量	赋值情况
性别	0＝男，1＝女
年龄/岁	1＝≤29，2＝30～39，3＝40～49，4＝≥50
受教育程度	1＝小学及以下，2＝初中，3＝高中/中专/大专，4＝大学及以上
婚姻状况	0＝不在婚，1＝在婚
健康状况	0＝一般，1＝好
平均每天工作时间/小时	0＝8 小时及以内，1＝8 小时以上
流动时间/年	0＝4 年及以下，1＝4 年以上
服务期望	0＝得分低，1＝得分高
感知质量	0＝得分低，1＝得分高
服务过程	0＝得分低，1＝得分高
服务满意度	0＝不满意，1＝满意

（一）各因子对服务满意度影响分析

结构方程拟合结果显示，模型拟合数据良好。其中 $\chi^2 = 673.442$，
CFI＝0.987，TLI＝0.985，RMSEA＝0.041，结果均满足模型拟合条件。
具体结果见表 8-15，路径关系见图 8-3（只显示显著路径）。

表 8-15　结构方程拟合结果

指标	χ^2	RMSEA	CFI	TLI
取值	673.442	0.041	0.987	0.985

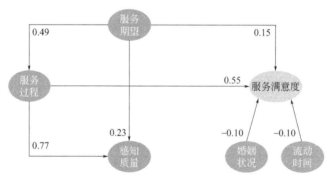

图 8-3　结构模型路径图

从外生潜变量（服务期望、感知质量、服务过程）对内生潜变量（服
务满意度）的影响效果来看，服务期望对服务满意度有正向影响，说明流
动人口的服务期望评价越高，对基本公共卫生服务的满意度也越高（$\beta =$
0.15，$P < 0.01$）；服务过程对服务满意度有正向影响，说明流动人口对
服务过程评价越高，其对基本公共卫生服务的满意度也越高（$\beta = 0.55$，
$P < 0.01$）；感知质量对服务满意度有正向影响，但并无统计学意义
（$P = 0.29$）（见表 8-16）。

表 8-16　服务期望、感知质量、服务过程对服务满意度影响情况

路径	β	P 值
服务期望→服务满意度	0.15	<0.01
感知质量→服务满意度	0.09	0.29
服务过程→服务满意度	0.55	<0.01

（二）各因子间影响关系分析

各因子间影响关系如表 8-17 所示，从外生潜变量之间的影响关系来看，首先，服务期望对感知质量和服务过程有显著正向影响。服务期望对感知质量有正向影响，说明流动人口对于期望因子的评价越高，其对感知质量的评价也越高（$\beta=0.24$，$P<0.01$）；服务期望对服务过程有正向影响，说明流动人口对于期望因子的评价越高，其对服务过程的评价也越高（$\beta=0.49$，$P<0.01$）。其次，服务过程对感知质量有显著正向影响，说明流动人口对于服务过程的评价越高，其对感知质量的评价也越高（$\beta=0.77$，$P<0.01$）。

表 8-17　各因子间影响关系分析

路径	β	P 值
服务期望→感知质量	0.24	<0.01
服务期望→服务过程	0.49	<0.01
服务过程→感知质量	0.77	<0.01

（三）协变量对服务满意度的影响分析

协变量对服务满意度影响情况如表 8-18 所示，婚姻状况、流动时间也对服务满意度有显著影响。与不在婚的流动人口相比，在婚的流动人口对基本公共卫生服务的满意度较低（$\beta=-0.10$，$P=0.03$）；与流动时间在 4 年以内的流动人口相比，流动时间在 4 年以上的流动人口对基本公共卫生服务的满意度较低（$\beta=-0.10$，$P<0.01$）。

表 8-18   协变量对服务满意度影响情况

路径	β	P 值
婚姻状况→服务满意度	−0.10	0.03
流动时间→服务满意度	−0.10	<0.01

（四）服务期望对服务满意度的间接效应分析

外生潜变量"服务期望"不仅对内生潜变量"服务满意度"有显著直接影响，还通过感知质量与服务过程对服务满意度有一定的间接影响。数据分析发现，外生潜变量服务期望对服务过程的显著效应为0.49，服务过程对服务满意度的显著效应为0.55，因而服务期望通过服务过程对服务满意度的间接显著效应为0.49×0.55＝0.27（见表8-19），总路径图见图8-4。

表 8-19   流动人口基本公共卫生服务满意度总效应分析

变量/潜变量	直接效应	间接效应	总效应
服务期望	0.15	0.27	0.42
服务过程	0.55	—	0.55
婚姻状况	−0.10	—	−0.10
流动时间	−0.10	—	−0.10

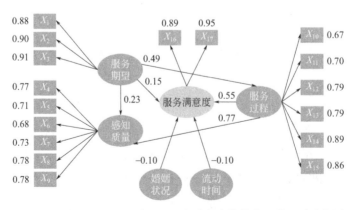

图 8-4   流动人口基本公共卫生服务满意度结构方程模型总路径图

第四节 ┃ 讨论与建议

一、讨论

（一）可从服务期望、感知质量和服务过程对流动人口基本公共卫生服务满意度进行评价

由研究结果可知，本文设定的流动人口基本公共卫生服务满意度指标体系通过验证，且模型拟合良好。模型综合了流动人口对服务接受者满意度评价的各方面因素，包括流动人口接受服务时对服务的服务期望、感知质量、服务过程。从测量模型来看，模型中各观测变量的因子载荷均在0.6～0.95之间，满足因子载荷的截断值标准；由观测变量的标化值可知，各观测变量的解释程度都较高。模型中所生成的四个潜变量：服务期望、感知质量、服务过程、服务满意度，也都能得到较好的解释。说明流动人口基本公共卫生服务满意度指标体系不仅具有一定的理论基础，还通过了实证检验，其有效性得到验证，可以作为评价流动人口基本公共卫生服务实施效果的参考指标。

（二）流动人口基本公共卫生服务总体满意度水平较好，各影响因子得分高

由研究结果可知，流动人口对基本公共卫生服务总体满意度评价较好，各影响因子的评价得分都较高。首先，从总体满意度来看，有52.98%的流动人口的评价为"满意"，这一结果与其他研究者的研究结论相近；其次，服务期望、感知质量及服务过程三个影响因子的得分都较高；最后，从各因子的观测变量评价状况来看，服务期望、感知质量、服

务过程及服务满意度四个因子所对应的各个观测变量的评价等级都集中在"较高"这一等级，从服务满意度因子的观测变量来看，"整体满意度""与预期相比的满意度"和"与理想相比的满意度"三个观测变量，得分占比最高的等级都在"较高"这一等级，表明流动人口对服务满意度的三个观测变量评价较高。流动人口对基本公共卫生服务的总体满意度较好，但仍有较大提升空间，流动人口基本公共卫生服务满意度有待进一步提高。

（三）服务期望和服务过程是服务满意度的主要影响因素，提高服务过程质量是提高基本公共卫生服务满意度的切入点

研究结果表明，服务期望和服务过程是服务满意度的主要影响因素。其中，服务过程对基本公共卫生服务满意度有较强的积极影响。服务过程包括流动人口对服务人员与服务机构的相关感知，如服务人员素质、服务人员给予的解释和交流情况、服务人员的服务形象、卫生服务机构接受投诉和建议的通畅程度、卫生服务机构对建议的反馈，还有流动人口接受卫生服务后对服务的总体感知程度。可以发现，此类指标大都直接影响流动人口在接受基本公共卫生服务时的感官体验，因为在整个服务流程中，流动人口接触最多、关注最多的是服务人员的素质水平、交流状况、服务形象，以及卫生服务机构自身的投诉反馈机制等，这些都可以直接影响流动人口的服务体验。流动人口尤其在意服务提供方在服务过程中体现的尊重与关怀细节，所以对于服务提供方而言，要想提高流动人口的基本公共卫生服务满意度，首先要完善服务机制、提高服务质量，从而提高流动人口接受服务的感官体验，最终提高流动人口对服务的满意程度。

服务期望对服务满意度也有一定的积极影响。服务期望体现了流动人口接受服务与预期相比的感受，说明卫生服务能满足流动人口预期与个性化需求的程度越高，流动人口的满意度也越高，因此要想进一步提高流动人口基本公共卫生服务满意度，要从流动人口的实际需求出发，从满足流动人口的预期需求和个性化需求入手。

二、建议

（一）从流动人口现实卫生服务需求入手，提高流动人口服务期望

流动人口的服务期望包括"提供的服务能满足您需要的整体期望值""服务可靠性期望值"和"服务满足您个性化需求的期望值"。研究表明，服务期望评价越高，流动人口基本公共卫生服务满意度越高。因此从服务期望出发，就是要从流动人口的实际卫生服务需求入手。首先，卫生服务机构在进行基本公共卫生服务项目宣传的同时，也要做好服务接受者的需求调查工作，包括服务接受者的整体服务需求与个性化需求。其中，不同人群的流动人口卫生服务需求不同，因此针对不同的流动人群（老年人、妇女、儿童），应进行个性化的需求调查。其次，在落实基本公共卫生服务项目的实践中，也应针对不同人群开展特定服务。最后，为了确保基本公共卫生服务的可靠性，应进一步提高服务技术与质量，确保基本公共卫生服务能够可靠地解决流动人口的卫生服务需求。

（二）提高服务人员素质，健全投诉反馈机制，优化服务过程

服务过程因子对基本公共卫生服务满意度有较强的积极影响。要想提高流动人口基本公共卫生服务的满意度，就要在流动人口接受基本公共卫生服务的过程中做好服务人员与服务机构的形象与交流工作，建立起服务接受者和提供者之间的信任关系。首先，服务人员作为服务的提供者，也是服务接受者直面和接触的一方，他们的形象、态度和交流解释情况直接影响了服务接受者的感官体验，因而服务机构应加大对服务人员的培训，培养服务人员的服务意识。其次，卫生服务机构自身的投诉和反馈机制也直接影响服务接受者的感官体验，应当进一步改善卫生服务机构的投诉反馈机制，拓宽投诉渠道，加快反馈工作，在服务接受方需要咨询和投诉时给予满意答复。

（三）强化服务质量，进一步完善流动人口基本公共卫生服务满意度
指标体系

研究结果发现，流动人口的感知质量与服务期望和服务过程相比，得
分评价状况最差，同时感知质量对服务满意度的影响不具有统计学意义。
提示我们可以进一步开展相关研究工作，以逐步完善流动人口基本公共卫
生服务满意度的指标体系。

感知质量包括服务环境，服务技术，服务内容的有效性、针对性等，
感知质量评价较低，说明卫生服务机构在服务内容本身与服务环境方面的
工作还不到位。卫生服务机构应加强服务质量、改善服务环境、提高服务
技术。而感知质量对满意度的影响不具有统计学意义，可能是由满意度指
标体系中感知质量观测变量不够敏感造成的，应当进一步在后续的卫生服
务评价中着重进行感知质量观测变量的研究与筛选。

第九章

流动人口健康素养评价

第一节 | 引言

一、健康素养的概念和测量

健康素养一词出现的时间较早，可追溯到 1974 年发表的题为《健康教育和社会政策》的论文，其中将健康素养描述为个体所具有的健康相关知识和技能（胡晓云，2009）。此后，健康素养一词在一些研究和论文中被广泛引用，学界也对健康素养做出了更为准确的定义。如：美国国家医学图书馆和美国 2010 年健康国民的目标提出健康素养的概念为"个体获得、理解和处理基本健康信息或服务并做出正确的健康相关决策的能力"。美国《国家健康教育标准》（The National Health Education Standards）也将健康素养定义为："个体获得、解释和理解基本健康信息与服务，并能运用信息和服务来促进个体健康的能力水平。"这种视角下的健康素养不仅强调个体接受、理解、处理、反馈健康信息和服务的能力，而且强调这一系列行为对于个体健康状况改善的意义。此外，WHO 也从健康教育和健康促进的角度将健康素养定义为"健康素养代表着认知和社会技能，这些技能决定了个体具有动机和能力去获得、理解和利用信息，并能够通过这些途径促进和维持健康"，这一定义将健康素养视为健康教育和健康促进的结果，强调环境和社会因素与健康素养的联系。随着健康素养定义的不断丰富，人们对健康素养这一问题的认识也不断深化。健康素养不仅包含着个体对于健康信息、知识、服务等内容的认知、获取、理解、转化、应用和反馈的能力，而且包含着对行为的长期影响能力、对健康习惯的塑造能力以及促进和维护健康的引导能力。

随着对健康素养这一概念和问题认识的不断深化，健康素养的测量评估工具也有了较快的发展，尤其是美国、澳大利亚、英国、加拿大等发达国家都根据本国语言、文化、医疗等的特点制定了各自的评估指标，其中最具代表性的评估工具有"成人医学语言阅读能力测试量表"和"成人功能性健康素养测试量表"，分别从患者对于医学卫生环境中文字材料的认知和阅读能力、理解和计算能力两方面对个体健康素养进行评估（Davis T C et al，1991；Parker R M et al，1995）。而国内对于健康素养的相关研究起步较晚，测量工具的发展也相对滞后，但随着健康素养研究内容的深入，中国健康教育中心研制出了测量健康素养的标准化问卷——《全国居民健康素养监测调查问卷》，并在卫生部的牵头和指导下进行了调查。该问卷包含基本知识和理念、健康生活方式与行为、基本技能三个方面，科学健康观、传染病预防、慢性病预防、安全与急救、基本医疗、健康信息六类，总分得分率达到80%以上即被定义为具备健康素养。其中，健康素养三方面的内涵分别是：基本知识和理念是指人们在日常生活中，对基本健康观点、健康理念的认识和理解，以及对日常工作、学习和生活中相关健康知识的掌握情况；健康生活方式与行为是指个体采取各种有利于保持和促进自身健康水平的行为的能力，包括医疗服务利用、营养膳食、运动、心理调节等；基本技能是指人们在日常生活中获取健康信息、正确评判健康相关信息并掌握应急应变相关技能。

二、研究目的

2016 年，中共中央、国务院印发《"健康中国 2030"规划纲要》，纲要指出，健康是促进人的全面发展的必然要求，是经济社会发展的基础条件，普及国民健康生活，必须着眼于提高全民健康素养、强化健康教育工作❶。

公民健康素养是指个人通过各种渠道对健康信息进行获取和理解，在

---

❶ 中国政府网. 中共中央 国务院印发《"健康中国 2030"规划纲要》[EB/OL]. http：//www. gov. cn/zhengce/2016-10/25/content＿5124174. htm. 2016-10-25/2018-10-5.

此基础上做出健康决策，进而运用这些信息维护和促进自身健康的一种能力（王瑞等，2018）。对个体而言，健康素养不但影响个体对健康信息的理解，而且对个体的健康行为具有重要影响。公民具备高的健康素养，对提高其自我健康管理能力具有积极意义，与之相反，公民健康素养较低，则会缺乏自我健康管理能力，有害于个体健康。对国家而言，国民整体高健康素养水平能改善国家健康产出，低健康素养水平则往往会给人民整体健康状况和国家卫生系统带来负面影响。关注并致力于提升国民健康素养水平已经成为时代的发展需要。

流动人口作为城市中不可忽视的群体，其存在经济状况较差、工作环境不良、工作时间较长等健康危险因素，且由于流动性和制度层面的因素，在基本公共卫生服务利用方面处于弱势地位。流动人口健康素养的研究一方面有利于了解流动人口目前的健康素养状况、优势以及存在的问题；另一方面，健康素养作为结果，有利于作为健康教育等基本公共卫生服务项目的反馈，了解流动人口基本公共卫生服务实施状况以及效果评价。

本章从流动人口健康素养的角度反映流动人口基本公共卫生服务利用状况及实施效果，从服务接受方的角度评估流动人口基本公共卫生服务利用及效果，探究流动人口健康素养提升方面存在的问题，为提升流动人口健康素养、推动基本公共卫生服务均等化提出针对性的建议。

首先采用描述性分析对流动人口基本特征、健康素养水平、健康教育状况进行阐述，其中对健康素养的分析不仅包含整体的健康素养水平分析，还包含健康素养三个方面和六类的分析以及健康素养顺位高低对比分析；其次采用单因素分析方法比较不同人口特征、不同流动特征、不同健康教育形式对于流动人口健康素养水平的影响；最后采用多元 logistic 回归分析流动人口健康素养的影响因素，并提出针对性的建议。

三、数据来源与变量赋值

利用"2016 年全国流动人口卫生计生动态监测调查-健康素养专题调

查"数据。该调查覆盖全国 31 个省（区、市）和新疆生产建设兵团，对
调查地区流动人口的家庭基本情况、流动趋势、居留意愿、就业特征、基
本公共卫生服务利用、计生服务等方面的内容展开调查。同时抽取 5% 的
样本开展健康素养专题调查，健康素养情况包括 8 个判断题、28 个单选
题和 16 个多选题。判断题和单选题，判断/选择正确答案则判定该题回答
正确，多选题中所有选项正确回答率≥60%，则判定该题回答正确。能正
确回答≥80% 健康素养调查内容视为具备健康素养；能正确回答≥80% 知
识性、技能性和行为性健康素养内容视为具备该类健康素养。调查对象为
15～69 周岁流入人口，最终有效样本为 8554 人，变量赋值情况见表 9-1。

表 9-1　变量赋值情况表

类别	变量	变量赋值
基本特征	性别	0＝男，1＝女
	年龄/岁	0＝≤29，1＝30～44，2＝≥45
	婚姻状况	0＝不在婚，1＝在婚
	户口	0＝非农业，1＝农业
	受教育程度	0＝小学及以下，1＝初中，2＝高中/中专/大专，3＝大学及以上
	慢性病患病	0＝否，1＝是
流动因素	累计流动时间/年	0＝4 年及以下，1＝4 年以上
	流动范围	0＝省内流动，1＝跨省流动
	流动原因	0＝务工经商，1＝家属随迁，2＝其他
健康教育内容	性病/艾滋病防治	0＝无，1＝有
	生殖与避孕/优生优育	0＝无，1＝有
	结核病防治	0＝无，1＝有
传统教育方式	宣传资料	0＝无，1＝有
	宣传栏	0＝无，1＝有
	健康知识讲座	0＝无，1＝有
	面对面咨询	0＝无，1＝有
	医生传授	0＝无，1＝有
线上方式	网站咨询	0＝无，1＝有
	短信/微信	0＝无，1＝有

续表

类别	变量	变量赋值
知识性健康素养	对健康的理解	0＝不具备，1＝具备
	生理卫生常识	0＝不具备，1＝具备
	传染病相关知识	0＝不具备，1＝具备
	慢性病相关知识	0＝不具备，1＝具备
	保健与康复知识	0＝不具备，1＝具备
	安全与急救知识	0＝不具备，1＝具备
	法规政策知识	0＝不具备，1＝具备
技能性健康素养	获取信息能力	0＝不具备，1＝具备
	理解沟通能力	0＝不具备，1＝具备
	自我保健技能	0＝不具备，1＝具备
	应急技能	0＝不具备，1＝具备
行为性健康素养	营养与膳食	0＝不具备，1＝具备
	运动	0＝不具备，1＝具备
	成瘾行为	0＝不具备，1＝具备
	心理调节	0＝不具备，1＝具备
	个人卫生习惯	0＝不具备，1＝具备
	就医行为（寻医、遵医）	0＝不具备，1＝具备
六类健康素养	安全与急救	0＝不具备，1＝具备
	科学健康观	0＝不具备，1＝具备
	传染病预防	0＝不具备，1＝具备
	基本医疗	0＝不具备，1＝具备
	健康信息	0＝不具备，1＝具备
	慢性病预防	0＝不具备，1＝具备

第二节 流动人口健康素养现状

一、流动人口基本特征

调查对象中（见表 9-2），男性 4411 人（51.57％），女性 4143 人

（48.43%），男女比例较为均衡；平均年龄为 35.66±10.45 岁，年龄分布主要集中于 45 岁以下（79.32%），调查对象年龄偏中青年化；在受教育程度方面，流动人口受教育程度偏低，初中学历的流动人口占比最高（47.11%），大学及以上学历人口仅占 5.99%；在婚姻状况方面，流动人口以在婚状态为主（80.91%）；调查的流动人口以农业户口为主（81.68%）；在健康状况方面，流动人口健康状况较为良好，未患任何慢性病的有 8114 人（94.86%），患有高血压、心脏病、脑血管疾病、糖尿病或恶性肿瘤等慢性病的仅 440 人（5.14%）。

　　流动人口以中青年为主，大部分处于在婚状态，为农业户口，整体上受教育程度不高，但具有良好的健康状况。

表 9-2　流动人口基本特征

变量	取值	频数/n	百分比/%
性别	女	4143	48.43
	男	4411	51.57
年龄/岁	≤29	2859	33.42
	30～44	3926	45.90
	≥45	1769	20.68
婚姻状况	在婚	6921	80.91
	不在婚	1633	19.09
受教育程度	小学及以下	1263	14.76
	初中	4030	47.11
	高中/中专/大专	2749	32.14
	大学及以上	512	5.99
户口	农业	6987	81.68
	非农业	1567	18.32
慢性病患病	是	440	5.14
	否	8114	94.86

注：在婚状态包括初婚和再婚，不在婚状态包括未婚、离婚和丧偶。

流动特征方面（见表 9-3），累计流动时间不超过 4 年的有 3789 人（44.30％），超过 4 年的有 4765 人（55.70％）；省内流动的有 4442 人（51.93％），跨省流动的有 4112 人（48.07％）；由于调查对象以中青年为主体，其流动原因也以务工经商为主，有 7108 人（83.10％），其次为家属随迁（12.25％）。

总的来看，流动人口具有流动时间较长、流动范围以省内为主、流动原因以务工经商为主的特征。

表 9-3　流动人口流动因素

变量	取值	频数/n	百分比/％
累计流动时间/年	≤4	3789	44.30
	>4	4765	55.70
流动范围	省内流动	4442	51.93
	跨省流动	4112	48.07
流动原因	务工经商	7108	83.10
	家属随迁	1048	12.25
	其他	398	4.65

二、流动人口接受健康教育状况

从健康教育内容上看（见表 9-4），接受比例最高的为生殖与避孕/优生优育知识（64.12％），性病/艾滋病防治知识（50.68％）次之，接受比例最低的是结核病防治知识（29.48％）方面的教育。

从健康教育形式上看（见表 9-4），流动人口接受健康教育的途径还是以传统宣传方式为主，具体而言宣传资料（78.76％）和宣传栏（78.24％）的利用程度较高，健康知识讲座（42.60％）的利用程度依旧高于短信/微信（17.56％）及网站咨询（9.59％）等线上方式。

表 9-4　流动人口接受健康教育状况

类别	变量	频数/n	百分比/%
健康教育内容	生殖与避孕/优生优育	5485	64.12
	性病/艾滋病防治	4335	50.68
	结核病防治	2522	29.48
传统教育方式	宣传资料	6737	78.76
	宣传栏	6693	78.24
	健康知识讲座	3644	42.60
	面对面咨询	2345	27.41
	医生传授	1375	16.07
线上方式	短信/微信	1502	17.56
	网站咨询	820	9.59

三、流动人口健康素养水平情况描述

(一)整体健康素养水平

根据《我国居民健康素养调查问卷》的评价指标,问卷所有问题的正确率达到80%被认为具备健康素养。据此,根据本研究的数据,流动人口健康素养的具备率为37.16%,还有接近三分之二的流动人口不具备健康素养。

(二)三方面健康素养水平

流动人口的健康素养可从基本知识和理念、健康生活方式与行为、基本技能三个方面进行测量,即知识性、技能性和行为性健康素养。研究发现,流动人口在三方面健康素养状况表现出了较大的差异,其中,技能性健康素养最高(42.89%),其次是知识性健康素养(38.93%),行为性健康素养方面则表现最差(33.28%)。具体来看,在知识性健康素养方面,流动人口在对健康的理解(75.05%)、生理卫生常识(65.13%)、安全与急救知识(64.46%)方面表现良好,在法规政策知识(46.32%)、传染病相关知识（33.20%）和慢性病相关知识（22.24%）方面则表现较差。在技能性健康素养方面，流动人口在应急技能（63.54%）方面表现最好，在自我保健技能（32.10%）方面则最弱。在行为性健康素养方面，流动人口的成瘾行为（69.35%）和心理调节（65.70%）能力较强，在营养与膳食（35.31%）和个人卫生习惯（38.40%）方面表现不佳（见表9-5）。

表 9-5　三方面健康素养具备情况

方面	变量	具备频数/n	具备率/%
知识性健康素养	对健康的理解	6420	75.05
	生理卫生常识	5571	65.13
	安全与急救知识	5514	64.46
	保健与康复知识	4682	54.73
	法规政策知识	3962	46.32
	传染病相关知识	2840	33.20
	慢性病相关知识	1902	22.24
技能性健康素养	应急技能	5435	63.54
	理解沟通能力	4003	46.80
	获取信息能力	3549	41.49
	自我保健技能	2746	32.10
行为性健康素养	成瘾行为	5932	69.35
	心理调节	5620	65.70
	就医行为（寻医、遵医）	4952	57.89
	运动	4483	52.41
	个人卫生习惯	3285	38.40
	营养与膳食	3020	35.31

（三）六类健康素养水平

从六类健康素养来看，安全与急救相关健康素养（71.72%）、科学健康观素养（57.95%）、传染病预防（51.88%）相关健康素养具备率更高，具备状况较为良好，均超过50%，且安全与急救相关素养达到了70%以上。而基本医疗相关健康素养、健康信息素养、慢性病预防相关健康素养则水平较低，具备率均不到40%，尤其慢性病预防相关健康素养具备率尤其低，仅有 24.41%（见表 9-6）。

表 9-6　六类健康素养具备情况

健康素养内容	具备频数/n	具备率/%
安全与急救	6084	71.12
科学健康观	4952	57.95
传染病预防	4438	51.88
基本医疗	3079	35.99
健康信息	2895	33.84
慢性病预防	2088	24.41

　　总体上看，流动人口六类健康素养水平不一，表现在安全与急救、科学健康观、传染病预防相关健康素养得分率较高，而基本医疗、健康信息、慢性病预防相关健康素养具备率较低。可能原因在于，国家对健康素养具备率较高的项目重视程度较高、重视时间较早、宣传时间较早、教育内容和形式较为全面和丰富、借鉴经验的途径较多等；而健康素养具备率较低的项目，往往是国家近几年来刚予以重视和倡导的，且流动人口由于其流动特性，对这些方面的服务和宣传教育的可及性较差，导致相关健康素养的具备率较低。

第三节　流动人口健康素养影响因素研究

一、整体健康素养状况比较

　　以流动人口是否具备健康素养为分析变量（0＝不具备，1＝具备），以流动人口基本人口学特征、流动因素、健康教育形式为分组变量，比较不同特征流动人口在健康素养具备水平上的差异，同时比较不同健康教育形式对于提升流动人口健康素养作用的区别。

分析表明（见表 9-7），流动人口年龄越低，健康素养具备情况越好，差异具有统计学意义（$\chi^2 = 6.58$，$P = 0.04$）；受教育程度越高，健康素养具备情况越高，差异具有统计学意义（$\chi^2 = 135.59$，$P < 0.01$）；非农业户口的流动人口比农业户口流动人口健康素养的具备情况更好，差异具有统计学意义（$\chi^2 = 11.51$，$P < 0.01$）；身体健康状况较好的流动人口比健康状况较差的流动人口健康素养的具备情况更好，差异具有统计学意义（$\chi^2 = 32.78$，$P < 0.01$）。流动因素方面，不同累计流动时间、流动范围、流动原因的流动人口，其健康素养具备情况无统计学差异（$\chi^2 = 0.02$，$P = 0.90$；$\chi^2 = 0.30$，$P = 0.59$；$\chi^2 = 4.86$，$P = 0.09$）。健康教育形式方面，以不同方式接受过健康教育的流动人口其健康素养水平要好于没有以此种形式接受过健康教育的流动人口，差异具有统计学意义（$P < 0.01$），说明健康教育对于提升流动人口健康素养意义重大。

表 9-7　不同特征流动人口健康素养比较

变量	取值	具备/n（%）	不具备/n（%）	χ^2 值	P 值
性别	女	1638（37.13）	2773（62.87）	0.00	0.95
	男	1541（37.20）	2602（62.80）		
年龄/岁	≤29	1082（37.85）	1777（62.15）	6.58	0.04
	30～44	1486（37.85）	2440（62.15）		
	≥45	611（34.54）	1158（65.46）		
婚姻状况	在婚	2578（37.25）	4343（62.75）	0.11	0.74
	不在婚	601（36.80）	1032（63.20）		
受教育程度	小学及以下	345（27.32）	918（72.68）	135.59	<0.01
	初中	1456（36.13）	2574（63.87）		
	高中/中专/大专	1905（39.83）	1654（60.17）		
	大学及以上	283（55.27）	229（44.73）		
户口	农业	2538（36.32）	4449（63.68）	11.51	<0.01
	非农业	641（40.91）	926（59.09）		
慢性病患病	是	107（24.32）	333（75.68）	32.78	<0.01
	否	3072（37.86）	5042（62.14）		
累计流动时间/年	≤4	1411（37.42）	3378（62.76）	0.02	0.90
	>4	1768（37.10）	2997（62.90）		

续表

变量	取值		具备/n（%）	不具备/n（%）	χ^2 值	P 值
流动范围	省内流动		1663（37.44）	2779（62.56）	0.30	0.59
	跨省流动		1516（36.87）	2596（63.13）		
流动原因	务工经商		2677（37.66）	4431（62.34）	4.86	0.09
	家属随迁		369（35.21）	679（64.79）		
	其他		200（35.59）	362（64.41）		
传统教育方式	宣传资料	是	1539（42.23）	2105（57.77）	69.88	<0.01
		否	1640（33.40）	3270（66.60）		
	宣传栏	是	2692（39.96）	4045（60.04）	106.06	<0.01
		否	487（26.80）	1330（73.20）		
	健康知识讲座	是	2684（40.10）	4009（59.90）	113.69	<0.01
		否	495（26.60）	1366（73.40）		
	面对面咨询	是	426（51.95）	394（48.05）	84.92	<0.01
		否	2753（35.60）	4981（64.40）		
	医生传授	是	604（43.93）	771（56.07）	32.09	<0.01
		否	2575（35.87）	4604（64.13）		
线上方式	短信/微信	是	678（45.14）	824（54.86）	49.63	<0.01
		否	2501（35.47）	4551（64.53）		
	网站咨询	是	942（46.84）	1069（53.16）	105.51	<0.01
		否	2237（34.19）	4306（65.81）		

二、三方面健康素养水平比较

（一）知识性健康素养

流动人口基本人口学特征方面（见表 9-8），超过 60% 的男性和女性不具备知识性健康素养，男性、女性在具备知识性健康素养上的差异无统计学意义（$\chi^2=0.51$，$P=0.47$）；年龄方面，不同年龄组的流动人口其知识性健康素养水平差异具有统计学意义（$\chi^2=9.68$，$P<0.01$），年龄越大具备知识性健康素养的比例越低；婚姻状况方面，无论是在婚还是不在婚，其知识性健康素养的具备率都低于 40%，不同婚姻状况流动人口

其知识性健康素养的差异不具有统计学意义（$\chi^2=1.11$，$P=0.29$）；受教育程度方面，流动人口受教育程度越高，具备知识性健康素养的比例越大，差异具有统计学意义（$\chi^2=140.59$，$P<0.01$）；户口方面，非农业户口的流动人口具备知识性健康素养的比例高于农业户口的流动人口，差异具有统计学意义（$\chi^2=14.31$，$P<0.01$）；身体健康状况方面，患有慢性病的流动人口具备知识性健康素养的比例低于未患慢性病的流动人口，差异具有统计学意义（$\chi^2=34.24$，$P<0.01$）。

表 9-8　不同人口学特征流动人口知识性健康素养比较

变量	取值	具备/n（%）	不具备/n（%）	χ^2 值	P 值
性别	女	1629（39.32）	2514（60.68）	0.51	0.47
	男	1701（38.56）	2710（61.44）		
年龄/岁	≤29	1124（39.31）	1735（60.69）	9.68	<0.01
	30～44	1573（40.07）	2353（59.93）		
	≥45	633（35.78）	1136（64.22）		
婚姻状况	在婚	2713（39.20）	4208（60.80）	1.11	0.29
	不在婚	617（37.78）	1016（62.22）		
受教育程度	小学及以下	343（27.16）	920（72.84）	140.59	<0.01
	初中	1556（38.61）	2474（61.39）		
	高中/中专/大专	1148（41.76）	1601（58.24）		
	大学及以上	283（55.27）	229（44.73）		
户口	农业	2654（37.98）	4333（62.02）	14.31	<0.01
	非农业	676（43.14）	891（56.86）		
慢性病患病	是	113（25.68）	327（74.32）	34.24	<0.01
	否	3217（39.65）	4897（60.35）		

流动特征方面（见表 9-9），不同累计流动时间的流动人口具备知识性健康素养比例的差异无统计学意义（$\chi^2=0.88$，$P=0.35$）；流动范围方面，省内流动的流动人口具备知识性健康素养的比例较高，跨省流动的流动人口具备知识性健康素养的比例较低，差异具有统计学意义（$\chi^2=6.13$，$P<0.01$）；流动原因方面，因务工经商流动的流动人口具备知识性健康素养比例最高，其次是家属随迁，差异具有统计学意义（$\chi^2=$

7.66，$P=0.02$）。

表 9-9 不同流动特征流动人口知识性健康素养比较

变量	取值	具备/n（%）	不具备/n（%）	χ^2 值	P 值
累计流动	≤4	1496（39.48）	2293（60.52）	0.88	0.35
时间/年	>4	1834（38.49）	2931（61.51）		
流动范围	省内流动	1785（40.18）	2657（59.82）	6.13	0.01
	跨省流动	1545（37.57）	2567（62.43）		
流动原因	务工经商	2807（39.49）	4301（60.51）	7.66	0.02
	家属随迁	391（37.31）	657（62.69）		
	其他	132（33.17）	266（66.83）		

健康教育形式方面（见表 9-10），除面对面咨询健康教育形式外，无论利用了何种健康教育形式的流动人口，其具备知识性健康素养的比例都要高于没有利用该健康教育形式的流动人口，对各项健康教育形式的利用，有利于流动人口知识性健康素养的具备，差异具有统计学意义（$P<0.01$）。

表 9-10 不同健康教育形式流动人口知识性健康素养比较

健康教育形式	变量	取值	具备/n（%）	不具备/n（%）	χ^2 值	P 值
传统教育方式	宣传资料	是	2802（41.59）	3935（58.41）	94.54	<0.01
		否	528（29.06）	1289（70.94）		
	宣传栏	是	2782（41.57）	3911（58.43）	89.96	<0.01
		否	548（29.45）	1313（70.55）		
	健康知识讲座	是	1584（43.47）	2060（56.53）	55.03	<0.01
		否	1746（35.56）	3164（64.44）		
	面对面咨询	是	951（40.55）	1394（59.45）	3.59	0.05
		否	2379（38.32）	3830（61.68）		
	医生传授	是	612（44.51）	763（55.49）	21.89	<0.01
		否	2718（37.86）	4461（62.14）		
线上方式	短信/微信	是	665（44.27）	837（55.73）	21.89	<0.01
		否	2665（37.79）	4387（62.21）		
	网站咨询	是	426（51.95）	394（48.05）	64.69	<0.01
		否	2904（37.55）	4830（62.45）		

（二）技能性健康素养

基本人口学特征方面（见表 9-11），不同性别流动人口具备技能性健康素养差异无统计学意义（$\chi^2=1.10$，$P=0.29$）；不同年龄组的流动人口具备技能性健康素养的差异具有统计学意义（$\chi^2=8.88$，$P<0.05$），年龄越大具备技能性健康素养的比例越少；不同婚姻状况流动人口技能性健康素养的差异不具有统计学意义（$\chi^2=0.00$，$P=0.98$）；受教育程度越高，具备技能性健康素养的比例越大，差异具有统计学意义（$\chi^2=141.96$，$P<0.01$），大学及以上教育程度的流动人口技能性健康素养高于 50%；非农业户口的流动人口具备技能性健康素养的比例高于农业户口的流动人口，差异具有统计学意义（$\chi^2=16.94$，$P<0.01$）；身体健康状况方面，患有慢性病的流动人口具备技能性健康素养的比例低于未患慢性病的流动人口，差异具有统计学意义（$\chi^2=32.59$，$P<0.01$）。

表 9-11　不同人口学特征流动人口技能性健康素养比较

变量	取值	具备/n（%）	不具备/n（%）	χ^2 值	P 值
性别	女	1801（43.47）	2342（56.53）	1.10	0.29
	男	1868（42.35）	2543（57.65）		
年龄/岁	≤29	1275（44.60）	1584（55.40）	8.88	<0.05
	30～44	1619（42.89）	2242（57.11）		
	≥45	710（40.14）	1059（59.86）		
婚姻状况	在婚	2969（42.90）	3952（57.10）	0.00	0.98
	不在婚	700（42.87）	933（57.13）		
受教育程度	小学及以下	420（33.25）	843（66.75）	141.96	<0.01
	初中	1645（40.82）	2385（59.18）		
	高中/中专/大专	1292（47.00）	1457（53.00）		
	大学及以上	312（60.94）	200（39.06）		
户口	农业	2924（41.85）	4063（58.15）	16.94	<0.01
	非农业	745（47.54）	822（52.46）		
慢性病患病	是	131（29.77）	309（70.23）	32.59	<0.01
	否	3538（43.60）	4576（56.40）		

流动特征方面（见表 9-12），不同累计流动时间、流动范围及流动原因的流动人口，具备技能性健康素养的比例均不具有统计学意义（$\chi^2 = 2.62$，$P=0.11$；$\chi^2 = 1.58$，$P=0.21$；$\chi^2=0.34$，$P=0.85$）。

表 9-12　不同流动特征流动人口技能性健康素养比较

变量	取值	具备/n（%）	不具备/n（%）	χ^2 值	P 值
累计流动	≤4	1662（43.86）	2127（56.14）	2.62	0.11
时间/年	>4	2007（42.12）	2758（57.88）		
流动范围	省内流动	1934（43.54）	2508（56.46）	1.58	0.21
	跨省流动	1735（42.19）	2377（57.81）		
	务工经商	3058（43.02）	4050（56.98）	0.34	0.85
流动原因	家属随迁	441（42.08）	607（57.92）		
	其他	170（42.71）	228（57.29）		

健康教育形式方面（见表 9-13），无论利用了何种健康教育形式的流动人口，其具备技能性健康素养的比例都要高于没有利用该健康教育形式的流动人口，对各项健康教育形式的利用，有利于流动人口技能性健康素养的具备，差异具有统计学意义（$P<0.05$）。

表 9-13　不同健康教育形式流动人口技能性健康素养比较

健康教育形式	变量	取值	具备/n（%）	不具备/n（%）	χ^2 值	P 值
传统教育方式	宣传资料	是	3080（45.72）	3657（54.28）	103.37	<0.01
		否	589（32.42）	1228（67.58）		
	宣传栏	是	3063（45.76）	3630（54.24）	103.60	<0.01
		否	606（32.56）	1255（67.44）		
	健康知识讲座	是	1779（51.18）	1865（48.82）	91.07	<0.01
		否	1890（38.49）	3020（61.51）		
	面对面咨询	是	1052（44.86）	1293（55.14）	5.11	0.02
		否	2617（42.15）	3592（57.85）		
	医生传授	是	686（49.89）	689（50.11）	32.76	<0.01
		否	2983（41.55）	4196（58.45）		
线下方式	短信/微信	是	773（51.46）	729（48.54）	54.66	<0.01
		否	2896（41.07）	4156（58.93）		
	网站咨询	是	467（56.95）	353（43.05）	73.18	<0.01
		否	3202（41.40）	4532（58.60）		

（三）行为性健康素养

基本人口学特征方面（见表 9-14），不同性别、不同年龄组及不同婚姻状况的流动人口在行为性健康素养方面的差异均不具有统计学意义（$P \geqslant 0.05$）；受教育程度方面，流动人口受教育程度越高，具备行为性健康素养的比例越大，差异具有统计学意义（$\chi^2 = 102.12$，$P < 0.01$）；非农业户口的流动人口具备行为性健康素养的比例高于农业户口的流动人口，差异具有统计学意义（$\chi^2 = 13.73$，$P < 0.01$）；未患慢性病的流动人口具备行为性健康素养的比例高于患有慢性病的流动人口，差异具有统计学意义（$\chi^2 = 17.79$，$P < 0.01$）。

表 9-14　不同人口学特征流动人口行为性健康素养比较

变量	取值	具备/n（%）	不具备/n（%）	χ^2 值	P 值
性别	女	1383（33.38）	2760（66.62）	0.04	0.85
	男	1464（33.19）	2947（66.81）		
年龄/岁	≤29	928（32.46）	1931（67.54）	3.11	0.21
	30～44	1345（34.26）	2581（65.74）		
	≥45	574（32.45）	1195（67.55）		
婚姻状况	在婚	2312（33.41）	4609（66.59）	0.25	0.62
	不在婚	535（32.76）	1098（67.24）		
受教育程度	小学及以下	319（25.26）	944（74.74）	102.12	<0.01
	初中	1322（32.80）	2708（67.20）		
	高中/中专/大专	951（34.59）	1798（65.41）		
	大学及以上	255（49.80）	257（50.20）		
户口	农业	2263（32.39）	4724（67.61）	13.73	<0.01
	非农业	584（37.27）	983（62.73）		
慢性病患病	是	107（24.32）	333（75.68）	17.79	<0.01
	否	2740（33.77）	5374（66.23）		

流动特征方面（见表 9-15），不同累计流动时间、流动范围及流动原因的流动人口，具备行为性健康素养的比例均无统计学意义（$\chi^2 = 1.43$，

$P=0.23$；$\chi^2=1.06$，$P=0.30$；$\chi^2=3.19$，$P=0.20$）。

表 9-15　不同流动特征流动人口行为性健康素养比较

变量	取值	具备/n（%）	不具备/n（%）	χ^2 值	P 值
累计流动	≤4 年	1287（33.97）	2502（66.03）	1.43	0.23
时间/年	>4 年	1560（32.74）	3205（67.26）		
流动范围	省内流动	1456（32.78）	2986（67.22）	1.06	0.30
	跨省流动	1391（33.83）	2721（66.17）		
流动原因	务工经商	2392（33.65）	4716（66.35）	3.19	0.20
	家属随迁	336（32.06）	712（67.94）		
	其他	119（29.90）	279（70.10）		

健康教育形式方面（见表 9-16），除了面对面咨询方式以外，利用了各种健康教育形式的流动人口，其具备行为性健康素养的比例都要高于没有利用该健康教育形式的流动人口，对各项健康教育形式的利用，有利于流动人口行为性健康素养的具备，差异具有统计学意义（$P<0.01$）。

表 9-16　不同健康教育形式流动人口行为性健康素养比较

健康教育形式	变量	取值	具备/n（%）	不具备/n（%）	χ^2 值	P 值
传统教育方式	宣传资料	是	2381（35.34）	4356（64.66）	60.58	<0.01
		否	466（25.65）	1351（74.35）		
	宣传栏	是	2383（35.60）	4310（64.40）	74.68	<0.01
		否	464（24.93）	1397（75.07）		
	健康知识讲座	是	1336（36.66）	2308（63.34）	32.67	<0.01
		否	1511（30.77）	3399（69.23）		
	面对面咨询	是	847（36.12）	1498（63.78）	2.97	0.09
		否	2100（33.82）	4109（66.18）		
	医生传授	是	538（39.13）	837（60.87）	25.20	<0.01
		否	2309（32.16）	3870（67.84）		
线上方式	短信/微信	是	593（39.48）	909（60.52）	31.52	<0.01
		否	2254（31.96）	4798（68.04）		
	网站咨询	是	375（45.73）	445（54.27）	63.30	<0.01
		否	2472（31.96）	5262（68.04）		

三、健康素养影响因素分析

本部分以流动人口是否具备健康素养为因变量（0＝不具备，1＝具备），以流动人口的性别、年龄、婚姻状况、受教育程度、户口、慢性病患病、累计流动时间、流动范围、流动原因、健康教育形式为自变量，进行二元 logistic 回归分析，结果见表 9-17。

回归结果显示，流动人口的受教育程度、慢性病患病、健康教育形式都会对流动人口是否具备健康素养产生影响，表现为受教育程度较高、不患慢性病、以不同形式接受受过健康教育的流动人口其具备健康素养的比例更高。

表 9-17　流动人口健康素养影响因素分析

变量	取值	b	P 值	OR 值	95％CI	
性别	男					
	女	0.05	0.31	1.05	0.96	1.15
年龄/岁	≤29					
	30～44	−0.00	0.91	1.05	0.93	1.18
	≥45	0.05	0.20	1.11	0.96	1.29
婚姻状况	在婚					
	不在婚	0.08	0.22	1.08	0.95	1.23
受教育程度	小学及以下					
	初中	−0.12	<0.01	1.49	1.28	1.72
	高中/中专/大专	0.01	0.75	1.70	1.46	2.00
	大学及以上	0.62	<0.01	3.13	2.46	4.00
户口	农业					
	非农业	0.04	0.53	1.04	0.92	1.18
慢性病患病	否					
	是	−0.58	<0.01	0.56	0.44	0.71
累计流动时间	≤4 年					
	>4 年	0.05	0.27	1.06	0.97	1.16

续表

变量	取值	b	P 值	OR 值	95％CI	
流动范围	省内流动					
	跨省流动	0.01	0.54	1.03	0.94	1.13
流动原因	务工经商					
	家属随迁	0.04	0.49	0.94	0.82	1.09
	其他	−0.14	0.07	0.79	0.63	0.99
健康教育形式	宣传资料	0.34	＜0.01	1.40	1.21	1.60
	宣传栏	0.33	＜0.01	1.36	1.19	1.56
	健康知识讲座	0.31	＜0.01	1.18	1.06	1.31
	面对面咨询	0.45	＜0.01	1.57	1.32	1.87
	医生传授	0.08	0.29	1.08	0.94	1.23
	短信/微信	0.08	0.27	1.08	0.94	1.23
	网站咨询	0.27	＜0.01	1.31	1.17	1.47
截距	—	−1.27	＜0.01	—	—	—

第四节 | 讨论与建议

一、讨论

（一）流动人口总体健康素养水平较低，三方面健康素养水平存在差异，健康素养亟待均衡提升

整体而言，我国流动人口健康素养具备率较低（37.16％），仅有超过三分之一的流动人口具备健康素养。从健康素养三方面视角来看，健康素养具备是一种知晓、了解、学习并转化为行为的过程，流动人口的知识性、技能性和行为性健康素养是相辅相成、相互促进的，有助于人们作出合理的健康决策、养成良好的健康行为和健康习惯，而健康行为的形成与发展需要以健康知识普及和信念形成为基础。研究发现，流动人口行为性健康素养具备率为 33.28％，低于知识性健康素养（38.93％）以及技能

性健康素养（42.89％）的具备率，说明流动人口具备了基本的知识和理念，但并没有都能转化为健康生活方式与行为，由于各种因素的影响，在知识理念与行为之间存在着差距。在三方面健康素养中，流动人口技能性健康素养水平高于其他两项，一方面可能是由于调查中技能的测试偏重于知识层面，且该部分问题较少，导致正确率偏高；另一方面可能是由于流动人口的群体特征，具有更丰富的生活经验及较大的生活压力，对应用性的知识具有更强的偏好，更倾向于主动获取技能性健康素养知识。

从六类健康素养的角度看，不同类型的健康素养的具备率也呈现出了较大差异，表现在安全与急救、科学健康观、传染病预防相关健康素养得分率较高，而基本医疗、健康信息、慢性病预防相关健康素养具备率较低。六类健康素养内容涉及生活中健康相关的基本问题，对于提升流动人口健康意识、促进形成健康行为至关重要。研究发现，六类健康素养具备率大多处于50％左右或者显著低于50％，表明我国流动人口健康素养仍有较大的提升空间。

健康素养作为一个多维度、分层次的概念，我们需综合考虑其各维度间的关系并通过内在机制促进其整体协同发展。例如：流动人口行为性健康素养和知识性健康素养水平较低，对整体健康素养作用的发挥必然带来不良影响，需要采取针对性策略促进各维度健康素养的共同和均衡发展。

（二）流动人口的健康教育对提升其健康素养作用显著，但未充分发挥其作用

健康教育、健康促进是提升流动人口健康素养的重要途径，积极发挥健康教育的作用，对流动人口健康素养的提升具有重要作用。研究结果显示，无论是健康教育内容还是健康教育形式都会对流动人口健康素养的具备产生影响，接受过某一方面健康教育或者以某种方式接受过健康教育的流动人口，其健康素养具备率相应高于没有接受过健康教育的流动人口。

就教育内容方面，流动人口在结核病防治、精神障碍防治等方面的利用较为薄弱，内容涉及不全面，重视程度不均衡。此外，健康教育形式仍

以传统教育方式为主，包括宣传资料（78.76％）、宣传栏（78.24％）、健康知识讲座（42.60％）。但传统教育方式并非是流动人口健康教育的最有效措施，其原因一方面在于传统方式范围受限、覆盖面不足，都需要流动人口在特定地点获取信息，对于工作时间普遍较长的流动人口缺乏便捷性；另一方面在于传统方式互动性不足，通常只能以图文形式呈现，知识讲座也往往少有实战、演示及沟通的环节，难以满足个性化的需求。而正是提升健康素养较为有效的新型方式，如网站咨询（不足10％）利用率反而不高。因此，促进新型的教育方式，包括互动性强的线下教育和覆盖面广、灵活便捷的线上教育具有现实意义。由此可见，我国健康教育形式过度集中于传统方式，为了进一步促进健康教育的成效，推动新式健康教育形式势在必行。

（三）流动因素会对流动人口健康素养产生影响

流动人口处于特定的群体关系和社会环境中，其流动因素也会对其健康素养水平的具备产生影响，表现在流动人口的流动时间、流动范围、流动原因等方面。

二、建议

（一）积极发挥健康教育的作用，大力推动流动人口健康素养提升

我国还有三分之二的流动人口不具备基本的健康素养水平，而健康教育对流动人口健康素养的提升具有促进作用，因此我们必须积极发挥好健康教育的作用，促进流动人口健康素养稳步提升。一方面，从健康教育提供方来看，要求加强健康教育工作的宣传力度，增强健康教育服务的提供，保障流动人口健康教育服务可及性；另一方面，从流动人口接受方来看，需要相关的宣传教育工作来提升流动人口参与健康教育的积极性和主动性，增强流动人口主动接受健康教育并转化为自身健康素养的意识，从

根本上提升流动人口健康素养。

（二）推动健康教育内容丰富化、形式现代化，针对性提升流动人口
健康素养水平，促进流动人口健康素养水平均衡发展

健康教育内容的制定是健康教育工作的重点之一，教育内容的合理性
和有效性是保障教育成效的基础。我国目前针对流动人口开展的健康教育
存在不同内容重视程度不一、覆盖不全面、投入不均衡、利用不足等问
题，要全面发挥健康教育对于提升健康素养的作用，必须认识到现有健康
教育内容方面存在的不足，采取有效措施进行弥补。一方面，针对当前流
动人口对各项健康教育内容利用不足的情况，相关部门需要加大宣教力
度，提高流动人口健康教育活动的参与，保障健康教育内容的效应产生；
另一方面，认识到当前健康教育内容在促进流动人口行为性健康素养方面
存在的不足，需要相关部门积极推动健康教育内容丰富化（乐春生等，
2016），努力探索对流动人口行为性健康素养具有直接促进作用的健康教
育内容，加强健康教育内容对流动人口行为性健康素养的促进效应。

健康教育形式也对流动人口健康素养提升具有重要影响，现有的健康
教育形式具有过于集中、形式老旧、效用不大、缺乏互动性等问题，健康
教育提供方忽略了新型教育形式在弥补流动人口流动性和不稳定性方面的
优势作用。随着我国经济和科技的发展，在健康教育形式方面，应该积极
利用好时代优势，努力探索提高流动人口健康素养水平的健康教育新
形式。

首先，传统教育方式具有较高的利用率，应继续保持其对流动人口健
康素养方面的积极作用。其次，针对我国流动人口在流入地往往具有较为
集中的居住社区或工作社区这一特征，可以充分发展社区在提升流动人口
健康素养方面的作用。最后，基于大数据和"互联网＋"的时代背景，教
育的形式也应该充分利用多媒体渠道的优势，积极开发短信、微信、网站
等线上教育形式，给予流动人口覆盖率更高、利用更为方便、内容更为连
贯的健康教育服务（张佩嘉等，2017；伍星等，2016）。总的来说，为了

全面促进流动人口知识性、技能性和行为性健康素养的提升，必须打好健康教育形式的组合拳，充分发挥各种健康教育形式的积极效应。

（三）重视流动人口特征和流动因素对其健康素养水平的影响，重点关注健康素养水平较低的群体

流动人口的总体健康素养水平虽然高于全人群水平，但仍处于低水平状态，且人群中也存在差异，如年龄较大、受教育程度较低、农业户口、患慢性病的流动人口，其健康素养水平较低，且因为具有这些特征的流动人口面临着更多的健康危险因素，健康教育可及性也较低，提升健康素养则处于弱势地位。因此，在制定提升流动人口健康素养的政策时，应考虑流动人口具体特征，针对性地提升弱势人群健康教育可及性，提升其健康素养水平。

第十章

结论与政策建议

第一节 | 结论

一、流动人口基本公共卫生服务知晓率偏低，不利于基本公共卫生服务的利用

基本公共卫生服务项目知晓是流动人口利用服务的基础，也是评价基本公共卫生服务供给的重要方面。就当前流动人口基本公共卫生服务知晓情况而言，其总体知晓情况较差，大多流动人口仅知晓服务项目的1～4项内容，较少有流动人口能全面了解基本公共卫生服务内容。此外，流动人口对服务内容的知晓情况存在差异，如对预防接种、健康档案和孕产妇健康管理等项目的知晓情况相对较好，而对慢性病、结核病、精神障碍防治、儿童健康管理等内容的知晓率则较低。

流动人口基本公共卫生服务知晓率较差，一方面说明基本公共卫生服务供给方在宣传、普及基本知识和项目实施等方面存在不足，另一方面说明流动人口缺乏获取信息的渠道和寻求服务的主动性。结合流入地基本公共卫生服务模式来看，服务供给方服务积极性不足，服务接受方缺乏信息且服务可及性较差，信息不畅导致流动人口基本公共卫生服务无法高效展开，影响流动人口基本公共卫生服务有效利用。

二、流动人口基本公共卫生服务利用程度不均，应特别关注服务利用较低的一些项目

2015年以来，流动人口规模由快速增长期进入调整期，虽数量稍有下降，但仍是社会发展中不可忽略的群体。近年来，流动人口特征的变化给流入地基本公共卫生服务管理带来了机遇和挑战，主要表现在流动人口

以中青年为主、流动老人增加、居住长期化趋势和家庭化趋势明显等。一方面，流动人口的弱流动倾向和受教育程度的提高有利于其基本公共卫生服务的利用，流动人口的健康选择也适当减轻了基本公共卫生服务供给方的工作难度和压力；另一方面，流动人口的家庭化流动趋势使得孕产妇、儿童、老年人等基本公共卫生服务重点人群增加，扩大的需求对基本公共卫生服务供给方提出了新的要求。

部分推行时间早、重视程度较高的项目，如儿童预防接种、产前检查、计生服务等，其项目开展获得了一定成效，流动人口相关基本公共卫生服务项目覆盖率达到了90％以上。但是，当前流动人口在基本公共卫生服务利用方面仍存在健康档案建档率低，职业病防治、结核病防治和精神障碍防治等项目接受情况较差，产后访视、优生检查等孕产妇健康管理项目并未得到充分利用等问题。总体来看，流动人口基本公共卫生服务利用较本地户籍人口较差，各方面服务利用程度不均衡。

究其原因，从供方角度看，基本公共卫生服务供给方具有主动性较差、对流动人口基本公共卫生服务的重视和宣传程度不到位、制度安排不贴合流动人口实际、缺乏互通的信息平台等问题；而从需方角度看，流动人口同样存在被动接受服务、健康意识有待提高、对基本公共卫生服务获取的重视程度和主动性不强等问题。此外，供需双方缺乏畅通的沟通途径，使得服务需求和服务方式得不到有效反馈，降低了基本公共卫生服务的效率。

三、流动人口基本公共卫生服务总体满意度评价趋于正向，但仍有较大提升空间

服务接受方的满意度评价是衡量基本公共卫生服务实施效果的重要依据。总体来看，流动人口对基本公共卫生服务的满意度评价趋于正面，且与预期和理想相比的相对满意度评价也以正向评价居多。从服务期望、感知质量和服务过程三方面看，流动人口对整体服务、可靠性、个性化需求服务期望较高，且对服务有效性、便捷性、环境、广泛性、针对性等的感

知质量评价较高，正向评价超过50%，对服务过程的评价也以正向评价为主。此外，服务期望和服务过程能直接影响流动人口对于基本公共卫生服务的满意度评价，且服务期望还能通过影响其对服务过程的评价，间接影响流动人口对服务的满意度。但不可忽略的是，无论是总体还是各方面满意度评价，回答为"一般"及"较差"的比例均为40%左右，表明流动人口基本公共卫生服务满意度仍有较大提升空间，着力提升流动人口基本公共卫生服务满意度仍是改善项目实施效果的关键。

四、流动人口各方面健康素养具备状况不一，健康素养水平有待提升

基本公共卫生服务是促进健康、提升全民健康水平的重要项目，对居民健康素养水平具有重要提升作用。健康素养作为个体获取健康信息、学习健康技能、养成良好健康习惯的综合能力，是衡量基本公共卫生服务长期效果的重要依据，也是促进基本公共卫生服务顺利实施的助力。总体上看，我国流动人口健康素养具备率较低，仍有近三分之二的流动人口不具备合格的健康素养水平。从三方面健康素养看，流动人口知识性、技能性和行为性健康素养水平不均，其中技能性健康素养具备情况最好，知识性健康素养次之，行为性健康素养最差；从六类健康素养看，也存在水平不均的特点，表现在重视程度较高、开展时间较早、宣传较多、贴近日常生活方面的健康素养内容如安全与急救、科学健康观和传染病预防等，流动人口健康素养具备状况较好，而基本医疗、健康信息和慢性病预防等方面内容，流动人口健康素养具备状况则较差。

流动人口健康素养与健康教育活动的开展密切相关，健康教育的内容能显著影响流动人口健康素养具备的广泛性，而不同健康教育形式对不同方面健康素养具备的促进作用也是不同的，如短信/微信服务更有利于流动人口知识性健康素养的具备，而健康讲座、医生传授等方式则更有利于流动人口技能性和行为性健康素养的具备。

第二节 | 政策建议

一、加强基本公共卫生服务宣传和信息互通建设，提高流动人口基本公共卫生服务知晓率

流动人口基本公共卫生服务相关信息的获取是供给方顺利开展服务和流动人口接受服务的重要保证，一方面可以减轻服务供给相关部门的工作难度，另一方面可以调动流动人口获取服务的主动性。因此，应加大对基本公共卫生服务内容的宣传广度，一方面从横向出发，扩大流动人口基本公共卫生服务宣传教育活动的覆盖面，建立多样化的宣传体系，拓宽宣传内容和方式，提升宣传效果；另一方面，从纵向出发加强宣传深度，了解当地流动人口基本公共卫生服务弱项，重视知晓率较低项目的宣传工作，促进各服务项目知晓率的均衡发展。

同时，应结合流动人口基本特征和流动特征，明确宣传和服务工作的重点人群，因人而异地开展流动人口基本公共卫生服务知晓促进工作，如分人群依托于工作单位和社区进行基本公共卫生服务宣传等。此外，为了保障流动人口基本公共卫生服务知晓情况得到有效提升，还应打破部门区隔和地域区隔，加强信息互通建设，寻求多部门合作，减少阻碍流动人口获取信息的不良因素，使流动人口的基本公共卫生服务知晓情况在工作和生活环境中得到潜移默化的提升。

二、改善流动人口基本公共卫生服务供给模式，增强服务利用的主动性

流动人口基本公共卫生服务利用不仅与流动人口自身基本特征、健康

意识等服务接受方因素相关，而且与供给方经济发展水平、相关体制机制等因素相关。首先从服务接受方的角度看，流动人口作为健康风险较大、在获取基本公共卫生服务方面处于弱势的群体，应增强自身健康意识，主动向社区等相关基层机构报到，主动获取信息和寻求服务，提升对健康和基本公共卫生服务的重视程度。其次，从服务供给方的角度看，应借鉴各地流动人口基本公共卫生服务模式，因地制宜地探索适合当地的服务模式，主动在辖区内开展流动人口登记和健康档案建立工作，加强基本公共卫生服务宣传工作。同时，应加强流动人口聚居地的基础设施建设和网络化建设，提供良好的服务环境，为供需双方的沟通与反馈提供互联互通的信息平台，打破部门和地域区隔，保证流动人口的基本公共卫生服务不因流动而缺失。

三、加强流动人口服务过程建设，增强流动人口基本公共卫生服务满意度，改善基本公共卫生服务效果

流动人口对于基本公共卫生服务的满意度评价不仅为评估项目实施效果提供了依据，而且是促进服务供给方进行服务改善和机制创新的动力。流动人口的满意度评价应作为服务供给方项目评估的参考，有利于打破指标评估的单一评估方式，为供给方了解流动人口服务需求提供反馈平台，进而改善项目实施效果。流动人口基本公共卫生服务满意度依托于其本身的服务期望和对服务过程的感知，其中，服务期望体现了流动人口对于基本公共卫生服务的实际需求，服务过程感知则体现了其对于服务人员素质、态度的要求以及对于相关体制机制的体验，二者均能为改善基本公共卫生服务利用提供指导。一方面，可通过服务需求调查明确流动人口对于基本公共卫生服务供给内容、方式等的需求；另一方面，可通过切实有效的反馈优化服务过程，推动相关体制机制的改进。

四、发挥健康教育的促进作用，提升流动人口健康素养

健康素养是基本公共卫生服务利用效果的重要体现，也是提升流动人口健康意识、激发其获取服务积极性的有力帮助，健康素养的提升与基本公共卫生服务利用状况的改善相辅相成。因此，应在促进流动人口基本公共卫生服务利用程度的同时，发挥健康教育的促进作用，提升流动人口健康素养，从知识、技能和行为三方面逐步深入地增强其健康意识，从而促进其主动寻求基本公共卫生服务。

综上所述，流动人口基本公共卫生服务利用状况仍有较大改进空间，且从流动人口基本公共卫生服务知晓率、满意度和健康素养水平三方面看，实施效果仍有待提升。流动人口基本公共卫生服务管理的难点在于难以追踪和实现有效相互配合，因此提升双方意识和主动性是促进基本公共卫生服务利用和实施效果改善的重要途径。因此，从服务接受方的角度考虑，采取措施切实提高流动人口基本公共卫生服务知晓率，以较高的服务期望和满意度回馈促进服务效率，增强获取服务的主动意识，将会有效降低流动人口基本公共卫生服务利用难度，促进基本公共卫生服务均等化发展。

参 考 文 献

[1] 段成荣，谢东虹，吕利丹. 中国人口的迁移转变[J]. 人口研究，2019，43(02)：12-20.

[2] 段成荣，吕利丹，邹湘江. 当前我国流动人口面临的主要问题和对策——基于 2010 年第六次全国人口普查数据的分析[J]. 人口研究，2013，37(02)：17-24.

[3] 张冬莘，薛妮. 浅析现行户籍制度对城乡基本公共服务均等化的影响[J]. 金卡工程，2011，15(1)：208.

[4] 徐嘉，张磊，周令，等. 大连市流动人口卫生服务可及性及影响因素分析[J]. 中国卫生经济，2014，33(07)：72-74.

[5] Babitsch B，Gohl D，von Lengerke T. Re-revisiting Andersen's Behavioral Model of Health Services Use：a systematic review of studies from 1998-2011[J]. GMS Psychosoc Med，2012，9：1-15.

[6] Andersen R M. Revising the Behavioral Model and Access to Medical Care：Does it Matter?[J]. Journal of Health and Social Behavior，1995，36(1)：1-10.

[7] Andersen R M，Aday L A. Access to Medical Care in the U S：Realized and Potential[J]. Medical Care，1978，16：533-546.

[8] Aday L A，Andersen R M. A framework for the study of access to medical care[J]. Health Services Research，1974，9：208.

[9] 卢珊，李月娥. Anderson 医疗卫生服务利用行为模型：指标体系的解读与操作化[J]. 中国卫生经济，2018，37(09)：5-10.

[10] Wang J，Siegal H A，Falck R S，et al. Needle Transfer among Injection Drug Users：a Multilevel Analysis[J]. The American Journal of Drug and Alcohol Abuse，1998，24：225-237.

[11] Duncan C，Jones K，Moon G. Health Related Behavior in Context：A MultilevelModelling Approach[J]. Soc. Sci. Med.，1996，42：817-830.

[12] 王济川，谢海义，姜宝法. 多层统计分析模型——方法与应用[M]. 北京：高等教育出版社，2008.

[13] 王济川，王小倩，姜宝法. 结构方程模型：方法与应用[M]. 北京：高等教育出版社，2011：1-39.

[14] 王孟成. 潜变量建模与 Mplus 应用[M]. 重庆：重庆大学出版社，2014：3-27.

[15] 刘辉. 2014 年甘肃省基本公共卫生服务实施状况及满意度分析[D]. 兰州：兰州大学，2016.

[16] 梁万年，饶克勤，常文虎. 卫生事业管理学[M]. 北京：人民卫生出版社，2007.

[17] Musgrove P. Investing in health：the 1993 World Development Report of the World Bank[J]. Bull Pan Am Health Organ，1993，27(27)：284-286.

[18] 罗乐宣，林汉城. 国内外基本卫生服务包的研究及其对制定社区公共卫生服务包的启示[J]. 中国全科医学，2008，11(23)：2195-2197.

[19] 汤胜蓝，刘晓云，张拓红. 初级卫生保健运行机制全球一瞥[J]. 中国卫生人才，2008，1(6)：46-48.

[20] 王伶鑫，周皓. 流动人口的健康选择性[J]. 西北人口，2018，39(06)：13-22.

[21] 秦江梅. 国家基本公共卫生服务项目进展[J]. 中国公共卫生，2017，33(09)：1289-1297.

[22] 郑韵婷，纪颖，常春. 我国流动人口健康促进政策发展与特点[J]. 中国卫生事业管理，2017，34(04)：310-312.

[23] 沈新剑. 农村社区公共卫生服务模式研究[J]. 浙江预防医学，2011，23(05)：69-70.

[24] 黄翔，杨华杰，赖秀娟，等. 社区卫生服务机构构建公共卫生服务专职队伍模式的 SWOT 分析[J]. 中国全科医学，2015，18(25)：3016-3019.

[25] 张镐，王洪兴，乔伟，等. 社区卫生服务"站室合一"模式的构建及初步成效分析[J]. 中国全科医学，2015，18(07)：743-745.

[26] 时冬梅，韩奇，刘斌，等. 社区网络医疗服务模式的构想及特征分析[J]. 吉林医药学院学报，2016，37(01)：39-40.

[27] 吴燕，赵燕萍，黄晓霞，等. 家庭医生责任制下城市社区公共卫生服务模式的探索与实践[J]. 中国全科医学，2015，18(13)：1504-1509.

[28] 付航，王旭辉，唐尚锋，等. 基本公共卫生视角下潜江市"医卫结合"模式研究[J]. 医学与社会，2015，28(10)：25-27.

[29] 沈德蕾，郭菲娜，贺宇红，等. 医护合作模式下社区高血压患者的健康管理[J]. 上海预防医学，2015，27(04)：204-206.

[30] 张萍. 浅析适合北京市农村山区社区卫生服务的家庭医生式服务模式[J]. 首都食品与医药，2015，22(10)：9-10.

[31] 袁莎莎，王芳，李陈晨，等. 社区卫生服务机构签约服务模式分析[J]. 中国卫生政策研究，2015，8(08)：56-62.

[32] 魏威，张尚武，熊巨洋. 我国构建家庭医疗签约服务制度的机制探讨[J]. 中国全科医学，2016，19(10)：1129-1132.

[33] 潘公益，杨烨. 我国家庭医生团队服务模式的研究现状[J]. 中国全科医学，2017，20(28)：3457-3462.

[34] 罗敏华，陈海燕. 家庭医生责任制下三种不同的公共卫生服务模式的临床应用价值[J]. 中外女性健康研究，2018，(13)：196-197.

[35] 张艳秋，蒋建国，赵东阳，等. 疾病预防控制机构参与基本公共卫生服务模式研究[J]. 中国初级卫生保健，2012，26(03)：1-4.

[36] 吴瑞海. 疾病预防控制机构实施公共卫生服务均等化的作用及策略探讨[J]. 大家健康(学术版)，2014，8(02)：38-39.

[37] 张爱玲，宋峰峰. 试论疾病预防控制机构参与基本公共卫生服务模式[J]. 中国卫生产业，2015，12(21)：183-185.

[38] 张洪斌. 探讨疾病预防控制机构有效参与基本公共卫生服务的模式[J]. 临床医药文献电子杂志，2017，4(90)：17663-17665.

[39] 张明吉，陈连生，王民生，等. 基本公共卫生服务的提供模式探讨[J]. 中国公共卫生管理，2011，27(06)：593-594.

[40] 张萍，何坪，沈星亮，等. 重庆市九龙坡区基本公共卫生均等化服务管理模式的探讨[J]. 重庆医学，2014，43(36)：4971-4974.

[41] 徐水源，刘志军. 政府购买卫生计生基本公共服务研究[J]. 人口与经济，2016(02)：115-126.

[42] 谢明霏，樊立华，谭潇漪，等. 黑龙江省基本公共卫生服务协同质量监管模式探讨[J]. 医学与社会，2014，27(04)：1-3.

[43] 海东，吴殿坤，邹明远，等. 黑龙江省构建社区基本公共卫生服务监管模式的意义[J]. 中国公共卫生管理，2015，31(05)：664-666.

[44] 景思霞，陈菲，陈娱瑜，等. 基本公共卫生服务第三方评估链模式研究[J]. 中国全科医学，2014，17(10)：1107-1108.

[45] 耿书培，浦雪，曹志辉，等. 国家基本公共卫生服务实施效果及影响因素研究[J]. 中国全科医学，2018，21(01)：18-23.

[46] 郭静，翁昊艺，周庆誉. 流动人口基本公共卫生服务利用及影响因素分析[J]. 中国卫生政策研究，2014，7(08)：51-56.

[47] 郭静，邵飞，范慧，等. 流动人口基本公共卫生服务可及性及影响因素分析[J]. 中国卫生政策研究，2016，9(08)：75-82.

[48] 杨郭泽慧. 流动人口公共卫生管理的研究[J]. 绿色科技，2017(14)：305-307.

[49] 栗潮阳，常春，纪颖，等. 青年流动人口对公共卫生服务的利用与满意程度调查[J]. 中国健康教育，2012，28(06)：434-437.

[50] 严琼，童连. 青年流动人口基本公共卫生服务利用及影响因素分析[J]. 中国公共卫生，2018：1-4.

[51] 侯慧丽，李春华. 身份、地区和城市——老年流动人口基本公共健康服务的不平等[J]. 人口与发展，2019，25(02)：31-38.

[52] 唐丹，王菲. 流动老人基本公共卫生服务利用及影响因素研究[J]. 中国卫生政策研究，2018，11(02)：17-22.

[53] 韩思琪，陈雯，凌莉. 流动特征对流动人口孕产妇基本公共卫生服务利用的影响探讨[J]. 现代预防医学，2017，44(01)：94-98.

[54] 岳经纶，李晓燕. 社区视角下的流动人口健康意识与健康服务利用——基于珠三角的研究[J]. 公共管理学报，2014，11(04)：125-135.

[55] 郭丽君，鲍勇，刘夏，等. 上海市流动人口基本医疗服务利用质量分析[J]. 上海交通大学学报(医学版)，2016，36(01)：105-109.

[56] 张晓芳，李琛，何甜田，等. 湖北省流动人口基本公共卫生服务利用及影响因素分析[J]. 中国公共卫生，2018：1-3.

[57] 夏庆华，徐静东，杨芳，等. 武汉市流动人口基本公共卫生服务利用及影响因素分析[J]. 中国健康教育，2017，33(12)：1082-1084.

[58] 杜本峰，韩筱，付淋淋，等. 流动人口医疗卫生服务需求、供给、利用与健康促进策略选择——基于医疗服务利用行为模型视角[J]. 中国卫生政策研究，2018，11(02)：23-29.

[59] 何芙蓉，任晓娟，苏泽强，等. 2010—2017 年北京市朝阳区国家基本公共卫生服务项目实施效果评价[J]. 慢性病学杂志，2019，20(02)：192-196.

[60] 孙秀云，张冬梅，梁轩，等. 北京市崇文区流动人口健康状况及社区卫生需求利用情况调查[J]. 中国慢性病预防与控制，2011，19(05)：455-457.

[61] 高瑞. 山西省流动人口基本公共卫生服务现状、问题及对策[J]. 中国社会医学杂志，2017，34(01)：87-90.

[62] 李烟然，倪洁，巫抑扬. 四川省流动人口基本公共卫生服务现状及影响因素分析[J]. 卫生软科学，2017，31(02)：23-26.

[63] 徐嘉，张磊，周令，等. 大连市流动人口卫生服务可及性及影响因素分析[J]. 中国卫生经济，2014，33(07)：72-74.

[64] 卢楚虹，王培席. 基于结构方程的社区卫生服务利用者满意度模型分析[J]. 中国卫生统计，2014，31(05)：777-780，783.

[65] 刘丽，顾理平，林永峰，等. 2012 年青岛市居民对基本公共卫生服务项目满意度调查[J]. 社区医学杂志，2014，12(02)：35-36.

[66] 刘亚囡，秦雪，刘博，等. 山东省城乡居民对基本公共卫生服务满意度的对比分析[J]. 山东大学学报(医学版)，2013，51(10)：105-109.

[67] 黄文光，周吉，杨绍湖，等. 2013 年南宁市城乡居民对基本公共卫生服务满意度调查分析[J]. 社区医学杂志，2015，13(02)：13-15.

[68] 尚晓鹏，汪炜，邱银伟，等. 浙江居民基本公共卫生服务项目满意度调查[J]. 中国公共卫生管理，2015，31(6)：912-914.

[69] 郝爱华，李翠翠，潘波. 广东省居民对国家基本公共卫生服务项目的知晓率和满意度调查研

究[J]. 中国全科医学，2019，22(04)：407-412.

[70] 徐永强，赵海波，杨冰，等. 十堰市茅箭区流动人口基本公共卫生服务认知与利用状况分析[J]. 中国健康教育，2017，33(10)：950-953.

[71] 唐加林，王东海，巽忠，等. 2011—2013年江西省基本公共卫生服务均等化实施效果评价[J]. 江西中医药大学学报，2015，27(05)：98-100.

[72] 刘霞，王军永. 2008—2010年江西省六县市基本公共卫生服务均等化实施情况探析[J]. 中国卫生事业管理，2013，30(10)：796-799.

[73] 丁小磊，宋俐，沈文琪. 基于数据包络分析法的江苏省基本公共卫生服务实施效率评价[J]. 中国全科医学，2016，19(13)：1505-1509.

[74] 段成荣，刘涛，吕利丹. 当前我国人口流动形势及其影响研究[J]. 山东社会科学，2017(09)：63-69.

[75] 阳玉香，莫旋，唐成千. 我国流动人口社会保障参保影响因素研究——基于2014年全国流动人口动态监测数据的分析[J]. 商业研究，2017(07)：178-183.

[76] 刘志军，王宏. 流动人口医保参保率影响因素研究——基于全国流动人口动态监测数据的分析[J]. 浙江大学学报(人文社会科学版)，2014，44(05)：161-174.

[77] 刘胜兰，纪颖，张代均，等. 流动人口健康状况及卫生服务利用的公平性研究[J]. 卫生经济研究，2018(01)：39-42.

[78] 杨昕. 户籍与流动人口基本公共卫生服务利用差异及影响因素[J]. 中国公共卫生，2018，34(06)：9-13.

[79] Hox J J，KreftI G. Multilevel Analysis Methods[J]. Sociological Methodsand Research，1994，22：283-299.

[80] Bracikowski R S. Statistical Power with Group Meanas the Unit of Analysis[J]. Journal of Educational Statistics，1981，6：267-285.

[81] 国家卫生和计划生育委员会. 2014中国卫生和计划生育统计年鉴[M]. 北京：中国协和医科大学出版社，2014：216-217，234，238.

[82] 邱涛，蒋收获，陈刚，等. 上海市宝山区流动人口卫生保健服务状况调查[J]. 江苏预防医学，2012(05)：60-62.

[83] 段成荣，袁艳，郭静. 我国流动人口的最新状况[J]. 西北人口，2013，06：1-7，12.

[84] 吴明，陈鹤，崔政坤，等. 流动人口基本公共卫生资源配置状况研究(二)——流动人口卫生计生基本公共服务专项调查分报告二[R]. 2013.

[85] 吴明. 流动人口基本公共卫生服务均等化研究——流动人口卫生计生基本公共服务专项调查主报告[R]. 2013.

[86] 尚晓鹏，汪炜，邱银伟，等. 浙江省城乡居民对基本公共卫生服务项目知晓率调查[J]. 浙江

预防医学，2016，28(1)：93-95.

[87] 翟瑜菲，寇毛毛，王扬冰，等. 海口市居民对基本公共卫生服务项目知晓率和满意度调查
[J]. 中国公共卫生管理，2019，35(02)：153-156.

[88] 聂欢欢，沈婉婉，鲍勇. 上海市流动人口建立健康档案与健康教育现况分析[J]. 中华全科医
学，2016，14(1)：101-104.

[89] 龙俊睿，郭蕊，李胜伟，等. 北京市外来务工人员公共卫生服务利用调查[J]. 中国公共卫生，
2014，30(8)：998-1001.

[90] 周庆誉，翁昊艺，郭静. 青年流动人口健康知识水平与行为形成状况调查[J]. 中国公共卫
生，2014，30(9)：1157-1159.

[91] 陈丽，姚岚，舒展. 中国基本公共卫生服务均等化现状、问题及对策[J]. 中国公共卫生，
2012，28(2)：206-209.

[92] 洪丹丹，樊立华，张丹阳，等. 某省开展基本公共卫生服务居民满意度分析[J]. 中国卫生经
济，2012，31(10)：52-52.

[93] 于亮，顾理平，胡家卿，等. 山东省青岛市市南区基本公共卫生服务重点人群健康知识知晓
率和满意度调查[J]. 中国健康教育，2012，28(9)：759-761.

[94] 高坤生，樊贵宏. 山西省运城市基本公共卫生服务满意度调查[J]. 中国药物与临床，2016，
16(8)：1160-1162.

[95] 胡晓云. 湖北省居民健康素养状况及其对健康状况的影响[D]. 华中科技大学，2009.

[96] Davis T C, Crouch M A, Long S W, et al. Rapid assessment of literacy levels of adult Prima-
ry care patients[J]. Fam Med，1991，23(6)：433-435.

[97] Parker R M, Baker D W, Williams M V, et al. The test of functional health literacy in adults
-a new instrument for neasuring Patients literacy skills[J]. J Gen Int Med，1995，10(10)：
537-541.

[98] 王瑞，綦斐，李善鹏，等. 山东省青岛市居民健康素养状况及影响因素分析[J]. 中国健康教
育，2018，34(11)：988-993.

[99] 乐春生，高萌，潘文波. 城市社区健康教育与健康促进[J]. 长江大学学报(自科版)，2016，
13(12)：68-70.

[100] 张佩嘉，谭洁. "互联网＋医疗"服务模式的应用现状及展望[J]. 护理研究，2017，31(28)：
3500-3504.

[101] 伍星，黄晓梅，邓海清，等. "互联网＋"下的社区健康教育新模式[J]. 中国医药导报，
2016，13(21)：185-187＋192.